中国医学临床百家

王宁利 张 纯 /主编

青光眼诊治技术
王宁利 张纯 2018 观点

主　　编　王宁利　张　纯
编　　委　（按照姓氏汉语拼音排序）
　　　　　陈伟韦　程钢炜　戴婉薇　方　圆　黄　萍
　　　　　李　臻　李树宁　卢　艳　牟大鹏　潘英姿
　　　　　乔春艳　卿国平　任泽钦　王　涛　王冰松
　　　　　吴慧娟　吴　越　吴志鸿　张绍丹

科学技术文献出版社
SCIENTIFIC AND TECHNICAL DOCUMENTATION PRESS
·北京·

图书在版编目（CIP）数据

青光眼诊治技术王宁利　张纯2018观点 / 王宁利，张纯主编. —北京：科学技术文献出版社，2018.5

ISBN 978-7-5189-3967-1

Ⅰ.①青…　Ⅱ.①王…　②张…　Ⅲ.①青光眼—诊疗　Ⅳ.① R775

中国版本图书馆 CIP 数据核字（2018）第 031804 号

青光眼诊治技术王宁利　张纯2018观点

策划编辑：蔡　霞　　责任编辑：蔡　霞　　责任校对：文　浩　　责任出版：张志平

出　版　者	科学技术文献出版社
地　　　址	北京市复兴路15号　　邮编　100038
编　务　部	（010）58882938，58882087（传真）
发　行　部	（010）58882868，58882874（传真）
邮　购　部	（010）58882873
官方网址	www.stdp.com.cn
发　行　者	科学技术文献出版社发行　全国各地新华书店经销
印　刷　者	北京虎彩文化传播有限公司
版　　　次	2018 年 5 月第 1 版　2018 年 5 月第 1 次印刷
开　　　本	710×1000　1/16
字　　　数	105千
印　　　张	11.75　彩插6面
书　　　号	ISBN 978-7-5189-3967-1
定　　　价	98.00元

序
Foreword

韩启德

欧洲文艺复兴后，以维萨利发表《人体构造》为标志，现代医学不断发展，特别是从 19 世纪末开始，随着科学技术成果大量应用于医学，现代医学发展日新月异，发生了根本性的变化。

在过去的一个世纪里，我国现代化进程加快，现代医学也急起直追。但由于启程晚，经济社会发展落后，在相当长的时期里，我国的现代医学远远落后于发达国家。记得 20 世纪 50 年代，我虽然生活在上海这个最发达的城市里，但是母亲做子宫切除术还要到全市最高级的医院才能完成；我患猩红热继发严重风湿性心包炎，只在最严重昏迷时用过一点青霉素。20世纪60—70年代，我从上海第一医学院毕业后到陕西农村基层工作，在很多时候还只能靠"一根针，一把草"治病。但是改革开放仅仅30多年，我国现代医学的发展水平已经接近发达国家。可以说，世界上所有先进的诊疗方法，中国的医生都能做，有的还做得更好。更为可喜的是，近年来我国医学界开始取得越来越多的原创性成果，在某些点上已经处于世界领先地位。中国医生已经不再盲从发达国家的疾病诊疗指南，而能根据我们自己的经验和发现，根据我国自己的实际情况制定临床标准和规范。我们越来越有自己的东西了。

要把我们"自己的东西"扩展开来，要获得越来越多"自己的东西"，就必须加强学术交流。我们一直非常重视与国外的学术交流，第一时间掌握国外学术动向，越来越多地参与国际学术会议，有了"自己的东西"也总是要在国外著名刊物去发表。但与此同时，我们更需要重视国内的学术交流，第一时间把自己的创新成果和可贵的经验传播给国内同行，不仅为加强学术互动，促进学术发展，更为学术成果的推广和应用，推动我国医学事业发展。

我国医学发展很不平衡，经济发达地区与落后地区之间差别巨大，先进医疗技术往往只有在大城市、大医院才能开展。在这种情况下，更需要采取有效方式，把现代医学的最新进展以及我国自己的研究成果和先进经验广泛传播开去。

基于以上考虑，科学技术文献出版社精心策划出版《中国医学临床百家》丛书。每本书涵盖一种或一类疾病，由该疾病领域领军专家撰写，重点介绍学术发展历史和最新研究进展，并提供具体临床实践指导。临床疾病上千种，丛书拟以每年百种以上规模持续出版，高时效性地整体展示我国临床研究和实践的最高水平，不能不说是一个重大和艰难的任务。

我浏览了丛书中已经完稿的几本书，感觉都写得很好，既全面阐述有关疾病的基本知识及其来龙去脉，又介绍疾病的最新进展，包括笔者本人及其团队的创新性观点和临床经验，学风严谨，内容深入浅出。相信每一本都保持这样质量的书定会受到医学界的欢迎，成为我国又一项成功的优秀出版工程。

《中国医学临床百家》丛书出版工程的启动，是我国现代医学百年进步的标志，也必将对我国临床医学发展起到积极的推动作用。衷心希望《中国医学临床百家》丛书的出版取得圆满成功！

是为序。

作者简介

Author introduction

王宁利

　　王宁利，教授，主任医师，博士研究生导师，全国政协委员、中央保健会诊专家。担任北京同仁医院眼科中心主任，全国防盲技术指导组组长，首都医科大学眼科学院院长，国际眼科学院院士，亚太眼科学会候任主席，中国医师协会眼科医师分会候任主任委员，世界青光眼协会理事会成员，国际眼科理事会董事会成员，《中华眼科杂志》总编辑。从事眼科临床与科研工作 35 年，完成手术约 2 万例，是中央保健会诊专家。

　　主要工作领域：青光眼发病机制与临床诊治研究。眼科学国家教育部重点学科、（原）国家卫生和计划生育委员会临床重点专科的学科带头人。主持 863 计划、国家自然科学基金重点、重大国际合作项目、科技部重大重点项目等共 12 项，共同主持国家重大防盲工程 2 项。培养博士后 11 名，博士研究生53 名。

学术论文 4 次入选 Elsevier 高引学者榜，2 次被英国眼科医师杂志（*British Journal of Ophthalmology*）评为"全球最具影响力百名眼科医生"。2014 年入选国际眼科科学院院士。在国际上荣获亚太眼科学会高级成就奖、亚太青光眼学会亚太奖、中美眼科学会金苹果奖、世界青光眼学会高级临床科学家奖、亚太眼科学会 Auther Lim 奖等奖项。作为第一完成人获"国家科学技术进步奖二等奖" 2 项，省部级一等奖 4 项。荣获全国创新争先奖、何梁何利基金科学与技术进步奖、中国医师奖、周光召"临床医师奖"、谈家桢临床医学奖、吴阶平－杨保罗·杨森医学药学奖，被评为全国先进工作者、北京市突出贡献专家，2013 年首批入选"北京学者"计划。

主要学术贡献：

（1）阐明国人原发性闭角型青光眼（闭青）房角关闭机制，研发关键设备，建立新的防治体系，降低了闭青致盲率，相关成果纳入国际眼科理事会青光眼指南、世界青光眼学会共识，SEAGIG 青光眼指南，写入我国 5 部眼科学教材及 13 部国内外专著。新防治体系纳入（原）卫生部十年百项、国家科技攻关项目和北京市科技计划项目推广，推广区该病致盲率从 38.7% 下降到 25%。组织亚洲学者发起的闭青分子遗传学研究，被哈佛大学 Howe 研究室主任 Wiggs 评价为：里程碑式的研究、理解该致盲疾病分子机制的关键一步。

（2）发现低颅压是原发性开角型青光眼（开青）视神经损伤的重要原因，回答了眼压学说长期未能回答的科学问题，改变了临床实践该研究被国际眼科学者评价为 "Groundbreaking" 和 "Vital"。英国眼科医师杂志（*British Journal of Ophthalmology*）及世界青光眼学会前任主席 Weinreb 评价为 "改变青光眼临床实践的里程碑"。基于核磁的跨筛板压力差测量技术被剑桥大学脑研究中心 Geeraerts 教授专题撰文评价为 "elegant study"，目前该成果纳入世界青光眼学会继续教育项目及美国眼科学会 2016 临床指南，被著名专著 Glaucoma 评价为："开辟了青光眼研究新方向"。

（3）研发了房水流出通路重建手术，解决了传统手术高并发症、高医源性盲的难题。所建立的三种手术在国内外手术教学和现场演示 25 次，被全球眼科医师大会及 *Ocular Surgery News* 专题报道。纳入 5 项标准规范和共识，写入国家继续教育教材及 2 部国内专著。手术已经推广至全国 13 个省市，全国完成手术 1115 例。

张纯

张纯，现任北京大学第三医院眼科教授、主任医师、博士研究生导师，兼任北京大学第三医院科研处处长、北京大学第三医院临床干细胞研究中心主任、北京大学第三医院院务委员会委员、医院学术委员会委员等职。2015年获聘香港大学眼科系名誉教授。

1989年毕业于北京医科大学，1999年在香港中文大学获得哲学博士学位，2000年于美国耶鲁大学完成博士后工作，2003年在美国纽约眼耳鼻喉医院青光眼中心完成临床进修。临床以眼科学青光眼为专攻，包括青光眼的诊断、治疗及患者宣教。

科学研究：涉及青光眼临床研究、神经保护和眼部干细胞临床前研究，2001年以来，先后主持科学技术部重大专项子课题、国家自然科学基金、教育部博士点基金及北京市科学技术委员会等研究项目，发表学术论文100余篇。

　　学术兼职：中华医学会眼科学分会全国委员及青光眼学组委员、中国医师协会眼科医师分会会员及青光眼分委会委员、北京医学会眼科学分会常务委员，北京医师协会眼科专科医师分会常务委员兼青光眼分委会主任委员，并在其他国内外多个学术组织及专业杂志担任职务。2015年在亚太眼科大会被授予成就奖。

前 言

Preface

　　青光眼作为全球首位不可逆性致盲眼病，常常给患者与其家庭带来巨大的灾难。目前，我国青光眼的发病率及致盲率仍居高不下，给社会带来了巨大的负担。因此，精进青光眼诊治技术是我国眼科医师的重要任务。

　　近年来，随着分子生物技术、信息技术学、物理学及循证医学的不断发展，青光眼的科学研究及临床诊治均进入了飞速发展的崭新时期。原发性开角型青光眼的基因筛查为严重视觉损伤的预测及早期干预提供了可能；房角关闭及不同类型青光眼的视神经损伤机制的新观点为药物与手术治疗带来了创新方法。

　　此书秉承"中国医学临床百家"丛书海纳百川、推陈出新之精神，从微观到宏观，从国内到国外，从历史到当今，从表现到机制，将2018年青光眼学界科学研究之前沿与临床技术应用之进展汇集于一身，一方面为广大眼科医师深入了解青光眼当前诊治的前沿技术提供基本的理论资料，另一方面也为各位同道提供了青光眼专家对各项最新诊治技术的探讨与共识、当前知识领域存在的争议与问题及现今临床诊治过程中亟待解决的现状问题的个人解读与观点。

感谢广大眼科同道能通过本书了解当前青光眼的诊疗现状，开阔眼界、拓宽思维，结合自身经验尝试成熟的最新技术，在探索的过程中，发现更多有价值的问题，积累更多应用经验与体会，为推进青光眼诊治技术的革新添砖加瓦，最终造福广大青光眼患者。

在此，由衷感谢提供研究进展的各位眼科专家，他们将自己对青光眼诊治的经验与专业认识无私地分享给大家。更感谢广大青光眼领域的科研工作者，他们对真理的执着追求与智慧奉献是推动青光眼诊断治疗的巨大动力！

王宁利　　张纯

目 录

Contents

原发性开角型青光眼的基因筛查

1. 至今仍然没有发现一个易感基因对原发性开角型青光眼起主要作用

青光眼是有着复杂遗传特性的一类致盲性眼病。原发性开角型青光眼（primary open-angle glaucoma，POAG）是其中最常见的类型。目前，大部分 POAG 的分子遗传学机制仍不清楚。针对不同人群的 POAG 基因突变的研究层出不穷。连锁研究和关联研究是以前最常用的基因研究方法，而近年兴起的全基因组关联分析（genome-wide association studies，GWAS）为 POAG 的基因研究提供了更有效的手段。据报道，迄今至少已经发现 20 多个基因位点与 POAG 关联，其中有 14 个基因位点被命名为 GLC1A-GLC1N（"GLC"代表 glaucoma，"1"代表开角型，"A -N"代表基因发现的顺序）。只有 3 个基因被认为是 POAG 的致病基因（glaucoma-causing genes），即：*myocilin*（*MYOC/ GLC1A*）、*optineurin*（*OPTN/GLC1E*）和 *WD repeat domain 36*（*WDR36/GLC1G*）。

在欧洲和亚洲的中国新发现的 POAG 基因突变 *neurotrophin-4*（*NTF4*）也被认为与 POAG 相关。见表 1 和表 2。

表 1　青光眼遗传学研究策略

连锁分析 Linkage analysis	全基因组关联分析 GWAS	
家系同胞受累	病例对照研究	可定量性状
MYOC、OPTN、WDR36	LOXL1、CAV1、CAV2、CDKN2B	AL、CCT、C/D、ACD

表 2　POAG 致病基因

染色体定位	基因位点	致病基因	时间
1q21-q31	GLC1A	*MYOC*	1993
2cen-q13	GLC1B		1996
3q21-q24	GLC1C		1997
8q23	GLC1D		1998
10p15-p14	GLC1E	*OPTN*	1998
7q35-q36	GLC1F		1999
5q22.1	GLC1G	*WDR36*	2005
2p16.3-p15	GLC1H		2005
15q11-q13	GLC1I		2005
9q22	GLC1J		2004
20p12	GLC1K		2004
3p22-p21	GLC1L		2005
5q22.1-q32	GLC1M		2006
15q22-q24	GLC1N		2006

续表

染色体定位	基因位点	致病基因	时间
2p21	GLC3A	*CYP1B1*	1995
1p36	GLC3B		1996
14q24.3-q31.1	GLC3C		2002
19q13.33		*NTF4*	2009

（1）*MYOC/GLC1A* 基因

对小梁网诱导性糖皮质激素反应蛋白（trabecular meshwork induced glucocorticoid response protein，TIGR）的研究源于对激素性青光眼的观察，*TIGR* 基因与编码肌球蛋白样蛋白的基因同源，故命名为 *myocilin*，最终被命名为 *MYOC*。

Sheffield 等对美国 37 个成员的高加索 JOAG 家系进行了短串联重复序列标记，将青光眼的相关基因定位于 1q21 ～ q31，并命名为 GLC1A。在其他类似研究中，GLC1A 被发现也同样与 POAG 关联。1997 年，Stone 等发现了第一个青光眼的致病基因，将突变位点定位于 *TIGR*。*TIGR* 即后来的 *MYOC* 基因。Suden 等进一步将 *MYOC* 定位于 1q 在遗传标记 DIS3665 与 DIS3664 之间的区域。

MYOC 基因含有 3 个外显子和 2 个内含子，3 个外显子分别由 604、126 及 782 个碱基对组成。*MYOC* 基因编码产物属于黏蛋白/糖蛋白，以糖基化和非糖基化两种形式存在。已证实 *MYOC* 蛋白存在于人体各组织细胞内或细胞外，在眼部组织中广

泛表达。Fautsch 等发现 *MYOC* 蛋白在眼内是以复合物形式存在，而非单体形式。*MYOC* 蛋白复合物的分子量为 120 ～ 180kDa。

目前为止，已报道的 *MYOC* 序列改变约 200 个（参见 myocilin allele specific phenotype database，www.myocilin.com），其中 40% 为致病性突变，约 90% 位于第三外显子的溴素同源区域。Stone 等最早发现了位于 *GLC1A* 上的青光眼致病基因 *MYOC* 后，先后对 8 个 POAG 家系中的患者进行了 *MYOC* 基因分析，结果显示，8 个家系中有 5 个家系存在 *MYOC* 基因突变，在所有的 22 例青光眼患者中均发现了第 430 密码子的突变，即由酪氨酸变为组氨酸（Tyr430His）；在 2 个家系 15 例患者中发现第 357 密码子由甘氨酸变为缬氨酸（Gly357Val），同时他们还在 2 个家系中发现了第 361 密码子发生了无义突变，即由谷氨酰胺变为终止密码（gln361stop），从而导致基因表达产物被截为 136 个氨基酸。为了检测 *MYOC* 基因突变的发生率，Stone 等分别选择了 4 组人群进行比较：① 227 例有家族史的青光眼患者，Gly357Val 占 0.9%，gln361stop 占 2.6%，Tyr430His 占 4.4%。② 103 例未选择的 POAG 患者，gln361stop 占 2.9%。③ 380 例一般人群，gln361stop 占 0.3%。④ 91 例志愿者（年龄＞ 40 岁），未发现突变。同时，他们在 4 组人群中发现 2.5% ～ 6.5% 第 340 密码子改变，但无氨基酸变化。

目前，世界各地均进行着 *MYOC* 的突变发生率的研究，对不同种族的 POAG 家系和散发 POAG 患者的 *MYOC* 基因筛查和分析发现不同种族具有不同的 MYOC 基因突变谱。

在欧洲、美洲及大洋洲等国家和地区，除了 Stone 等发现的 Tyr430His、Gly357Val、gln361stop 外，Adam 等通过对 8 个法国 POAG 家系的调查发现了 Pro370Leu、Ile477Ser、Asn480Lys、Ile499Phe、Gly246Arg 等 5 个突变位点；在澳大利亚，通过对几个 POAG 家系的调查，发现了 gln368stop、Thr377Met 等突变。

在亚洲，Yoon 等在韩国 POAG 患者中发现了 Arg46stop 和 Thr353Ile 2 个突变；Taniguchi 等通过对日本 POAG 家系的调查发现了 Pro370Leu 和 Gly367Arg 突变；Sripriya 等印度发现了 gln48His、Gly367Arg、Thr377Met 等突变，但突变率较低，仅约为 2%；葛坚等对中国广州的 1 个 POAG 家系进行分析，也发现了 Pro370Leu 的突变位点，并于 2009 年对该家系的新增成员进行 Pro370Leu 突变位点的筛查，发现凡携带该突变基因者均发生了青光眼，阐释了其预警作用。

值得注意的是，以上这些突变均位于 MYOC 基因的第三外显子，因此，第三外显子成为研究的焦点。

Kim 等利用基因敲除小鼠模型研究 MYOC 基因的功能，发现 MYOC 基因缺失的小鼠，其眼压及眼球形态未发生改变，这就表明 MYOC 基因正常表达并非是维持正常眼压或眼功能所必需的，从而可推测 MYOC 基因突变引起 POAG 的机制可能是突变个体获得新的异常功能。研究显示，MYOC 基因突变后的蛋白产物不易溶解，并且致病性越强的突变其溶解度越低，而正常

的 *MYOC* 蛋白则能完全溶解，由此，我们推断 *MYOC* 基因突变致 POAG 主要有以下几种可能：①通过在小梁网聚集增加房水流出的阻力。*MYOC* 蛋白可结合小梁细胞表面并与糖胺聚糖、透明质酸及一些糖蛋白结合，形成无定型的基质，该基质分布在小梁组织中，增加房水流出的阻力，进而引起眼压升高，而若该无定型基质能被特异的蛋白酶所溶解，将有望改善这一病理过程。② *MYOC* 蛋白通过影响葡萄膜－巩膜途径而对房水的外流产生影响。*MYOC* 蛋白在睫状肌细胞内及细胞间均有表达，因此有人推测，*MYOC* 有可能通过影响睫状肌进而对房水经葡萄膜－巩膜途径外流产生影响，从而在青光眼的发病中产生作用。③ *MYOC* 蛋白对视神经直接产生影响。随着对 MYOC 研究的深入，人们发现 *MYOC* 蛋白在巩膜筛板、视神经、视网膜神经节细胞轴突及星型胶质细胞中均有表达。据此推测，*MYOC* 还有可能对巩膜筛板视神经轴突的功能及存活产生影响，进而在青光眼的发病过程中产生作用。Swiderski 等运用原位杂交技术检测发现在视神经鞘、包围视神经的软硬脑膜及血管周围的组织中亦有 *MYOC* 的表达，因此他们认为 *MYOC* 有可能通过改变视神经的结构、代谢及营养支持而增加视神经对青光眼损害的易感性，从而导致青光眼的视神经损伤。

（2）*OPTN/GLCIE* 基因

OPTN 是第二个被发现的与 POAG 有关的基因，现被认为与正常眼压性青光眼（NTG）的发病密切相关。1998 年，

Sarfarazi 等确定了一个新的 POAG 致病基因位点 GLC1E，位于 10p14 ～ p15，并于 2003 年对一个 NTG 家系的研究，随后发现该家系与 10 号染色体短臂上的短串联重复序列标记（short tandem repeat polymorphism，STRP）D10S1172 存在连锁。进一步的分析表明，*GLC1E* 基因位于 STRP 标记的 D10S1729 和 D10S1664 相邻的 21cm 区域内。最终确定 *OPTN* 基因为导致 POAG 发病的致病基因之一，并将其范围缩小到 5 ～ 11cm，其编码的蛋白产物命名为 optineurin。

OPTN 基因共由 16 个外显子组成，其中包括 13 个编码外显子和 3 个位于 5-UTR 的非翻译外显子，其开放阅读框共有 1734bp，共编码 577 个氨基酸蛋白（66kDa）。研究发现，*OPTN* 基因广泛表达于人体的各种组织器官中，在人类小梁网、非色素睫状上皮细胞、视网膜、肾上腺皮质、淋巴细胞及成纤维细胞中均有表达。Optineurin 蛋白富集于高尔基体，被认为是一种分泌蛋白，存在于不同种属的房水中，如人、猕猴、牛、猪、羊、猫、兔等。

关于 *OPTN* 基因突变的报道有很多，Rezaie 等在 2002 年筛查了 54 个 NTG 家系，发现了 4 种 *OPTN* 基因外显子突变，分别为 Glu50Lys、Premature stop（691-692 插入 AG）、Arg545Gln 和 Met98Lys，并将 Glu50Lys、Premature stop（691-692 插入 AG）和 Arg545Gln 确定为青光眼致病性基因突变，Met98Lys 为青光眼的高危多态性改变。Glu50Lys 发生在碱性亮氨酸拉链基序，与

DNA 的结合和蛋白的二聚体作用有关，Premature stop（691-692插入 AG）使终止信号提前出现，OPTN 蛋白缩短 76%，从而引起其功能的丧失，Arg545Gln 的突变不在蛋白区，它靠近与转录因子有关的锌指基序。Met98Lys 在碱性亮氨酸拉链基序为显性可疑突变。在这些家系中，16.7% 的成员存在 *OPTN* 基因突变，13.5% 的成员发现 Glu50Lys 突变，2.2% 的成员发现 Arg545Gln 突变。Met98Lys 在患者及对照组中均发现变异，变异率分别为 13.6% 和 2.1%。在日本的一项包括 165 例 POAG 患者、148 例 NTG 患者和 196 例正常人的研究显示，在日本人中，*OPTN* 基因有 12 种单核苷酸多态性（single nucleotide polymorphism，SNP），未发现上述的 *OPTN* 突变，提示 *OPTN* 的突变存在种族差异。Leung 等对 119 例散发的中国 POAG 患者与 126 例正常人进行分析，发现了 *OPTN* 基因的 16 种序列改变（外显子 9 种，内含子 7 种），其中 3 个为已报道的突变：Thr49Thr、Met98Lys 和 Arg545Gln，13 个为新发现的变异。研究显示，在高加索和亚洲 NTG 人群中，Met98Lys 突变显著高于正常人，但是在其他人群中没有该发现。

总的来说，*OPTN* 突变大部分和 NTG 相关，和眼压升高的 POAG 相关较少。*OPTN* 基因的突变研究及其与 POAG 的关系目前存在较大争议，许多研究显示，不同种族和不同家系有不同的结果。optineurin 蛋白可能有视神经保护作用，而突变可导致 optineurin 蛋白的减少。

最近，研究转基因小鼠显示，Glu50Lys 突变可导致神经节细胞的凋亡，进一步研究显示，optineurin 蛋白和 GTP 结合蛋白、Rab8 之间的相互作用被破坏及它们对蛋白质运输的影响导致了 optineurin 蛋白介导的青光眼的发生。

（3）*WDR36/GLC1G* 基因

2005 年，Monemi 等进一步对 POAG 家系进行连锁分析，结果显示连锁范围位于 5q21.3 与 5q31.3（D5S1466 ~ D5S1480）之间，并在与先前研究结果结合的基础上，将 POAG 致病基因定位在 GLC1G 关键区域，大约位于 5q21.3 与 5q22.1（D5S1466 ~ D5S2051）约 2Mb 的区域之间。通过在 GLC 关键区域内对 7 个候选基因进行突变筛选，在排除了其他 6 个基因后最终确定 *WDR36* 为一个新的 POAG 致病基因。

WDR36 基因含有 23 个外显子，编码一个含有 951 个氨基酸的蛋白。该蛋白属于编码 WD 重复蛋白家族的成员之一，该家族在细胞周期、信号转导、细胞凋亡及基因调控中起着一定的作用。Northern 印迹技术发现，在人类的心脏、胎盘、肝脏、骨骼肌、肾脏和胰腺中含有 5.9kb 和 2.5kb 两种不同形式的 mRNA 转录体。反转录 PCR 实验显示，*WDR36* 在人类的晶状体、虹膜、巩膜、睫状肌、睫状体、小梁网、视网膜和视神经均有表达。

Monemi 等最初发现了 Asp658Gly 突变，进一步实验发现该突变在家系患者中的突变率为 2.51%，在散发患者中为 1.10%，另外发现了 Asn355Ser、Ala449Thr 和 Arg529Gln。Pasutto 等的研究认为，*WDR36* 基因只是一个作用微弱的 POAG 致病基因。Hauser 等也发现 *WDR36* 突变并不始终与 POAG 发病相关，由此，他们认为单纯的 *WDR36* 突变不足以引起 POAG，但基于携带 *WDR36* 突变的患者病情比未携带者严重，从而推测 *WDR36* 更可能扮演着修饰基因的角色。

WDR36 是 WD40 重复蛋白家族成员，WD 重复蛋白家族中的成员参与细胞形成的各个过程，包括细胞周期的进展、转导、凋亡及基因调节，其功能及在 NTG 中的作用尚不清楚，但 *WDR36* 已被证实参与 T 细胞的活化过程。有假说提出在人和小鼠的青光眼模型中，T 细胞介导的反应参与青光眼相关的视神经退行性改变，但目前 *WDR36* 基因在 POAG 中的作用仍不清楚，研究证明，*WDR36* 基因和 POAG 的形成和发展有关，而其编码的蛋白在 POAG 中的作用仍不清楚。

（4）*neurotrophin-4 protein*（NTF-4）

最近的 GWAS 研究分离出 *NT-4* 的突变。*NTF4* 基因定位于 19q13.33，在欧洲人群中最常见的突变为 Arg206Trp，突变率为 1.7%，在中国人群中未发现与欧洲人相同的突变，中国人群发现的突变为 Leu113Ser，突变率为 0.6%。在美国高加索人种中，*NTF4* 的突变不是 POAG 的高危因素。对印度人群的 *NTF4* 研究也显示其突变与 POAG 的关系并不紧密。以上结果的差异可能与研究人群的人种、平均年龄和青光眼亚型差异有关。

NTF4 通过激活视网膜神经节细胞的酪氨酸激酶 B（TrkB）

受体来发挥保护视网膜神经节细胞的作用，来抵抗高眼压、缺血的毒性作用。TrkB 低表达可以导致视网膜神经节细胞的丢失。根据 Pasutto（上述）离体研究报道，*NTF4* 突变导致 TrkB 在神经元生长中的信号损害，因此，*NTF4* 的改变可能对神经元的存活有重要影响，他们推测，激活 TrkB 的药物也许可以成为一种新的治疗青光眼的办法。但是，对早期的野生型和突变型小鼠进行研究发现，TrkB 受体的信号并不是该期视网膜神经节细胞生存所必需的，然而对于成年小鼠，其确实能够减少视网膜神经节细胞的退化。以上为 POAG 的致病基因，一般遵循孟德尔遗传定律，但 POAG 为复杂的遗传性疾病，它的遗传方式复杂多样，存在多基因共同作用，故有大量研究显示除致病基因外还有 POAG 的易感基因，这些基因可在 POAG 的发生中产生影响或受环境影响而导致 POAG 的形成或发展。

自 2005 年年龄相关性黄斑变性（age-related macular degeneration，AMD）在遗传学研究上取得重大突破后，全基因组关联分析（GWAS）作为研究复杂疾病的最重要手段而受到追捧，人们同样将其用于复杂性疾病（青光眼）的研究，期待发现重要的易感基因。这些研究将 POAG 和正常人的基因进行比较，寻找有关联的易感基因。目前国际上有一些相关的报道，见表 3。

表 3 POAG-GWAS 研究进展

年份	国家	发现易感基因
2009	日本	*ZP4*、*PLXDC2*、*DKFZp762A217*
2010	日本	*SRBD1*、*ELOVL5*
2010	冰岛	*CAV1*、*CAV2*
2011	澳大利亚	*TMCO1*、*CDKN2B-AS1*
2012	日本	*SIX6*、*CDKN2A-CDKN2B*
2012	日本	*CDKN2B-AS1*
2012	美国	*CDKN2BAS*、*SIX1/SIX6*
2012	英国	*TMCO1*、*CDKN2B*、*SRBD1*
2012	美国	*NTM*、*CNTNAP4*
2012	日本	*CDKN2B*
2013	日本	*HK2*、*TMEM182*、*NCK2*
2013	美国	*C7*、*RPN2*

与其他疾病的易感基因研究不同，至今仍然没有发现一个易感基因对 POAG 起主要作用，已发现的易感基因对 POAG 的影响作用均较小，这些 GWAS 的结果也提示：POAG 是一种受多种基因作用的复杂疾病。

此外，也有些研究试图通过研究与青光眼密切相关的可定量化的性状来为青光眼的基因研究寻找线索（Quantitative traits approaches to the genetics of POAG），青光眼患者有许多可量化的性状，如杯盘比、眼压、中央角膜厚度（central corneal thickness，CCT），见表 4。

表 4　POAG 相关可定量性状 GWAS

年份	国家	可定量性状	候选易感基因
2010	澳大利亚	视盘面积	ATOH7
2010	澳大利亚	CCT	ZNF469
2010	荷兰	视盘面积	CDC7, ATOH7
		VCDR	CDKN2B, SIX1
2010	英国	CCT	COL5A1, AKAP13, AVGR8
2011	新加坡	CCT	COL8A2, COL5A1, ANF469
2011	新加坡	视盘面积	ATOH7, TGFBR3, ACRD10
2012	荷兰	IOP	GAS7, TMCO1
2013	澳大利亚	CCT	FOXO1, FNDC3B
2013	英国	IOP	RAB9P1

　　这些量化的性状同样受基因的控制和环境的影响，大量的研究显示 CCT、眼压和杯盘比具有高度的遗传特性，并部分受基因的控制。最近 3 个大的 GWAS 研究均发现了同一个影响 CCT 的基因，位于 16q 的 ZNF469 基因附近的片段，ZNF469 是一个很好的能够调节 CCT 的候选基因，以前的研究显示其突变与 brittle cornea syndrome 相关，ZNF469 影响 CCT 的特殊蛋白目前还没有完全分离出来，初步估计有 1.29%CCT 改变是受 ZNF469 变化的影响而引起的。其他还有影响 CCT 的基因，如胶原基因（COL5A1 和 COL8A2）。不过，影响 CCT 的基因其机制目前仍不清楚，需要进一步研究。来自澳大利亚和荷兰的 2 个研究小组均发现 ATOH7（atonal homolog 7）与视盘面积和杯盘比高度相关，

然而在青光眼病例中，这种关联十分微弱。

2. 目前基因筛查的方法

近年来，对 POAG 遗传基因的研究很多，文献中常用的基因筛查方法为：采集对照组（正常人）和试验组（POAG 患者）外周静脉血 4 ～ 8ml，用 Q1Aamp DNA Blood MaxiKit (QIAGEN) 提取基因组 DNA，设计引物，聚合酶链反应（polymerase chain reaction，PCR）体外扩增所要筛查基因各区域片段，目前研究最常用的是 BigDye® Terminator DNA 测序试剂盒（ABI 公司的测序专用试剂盒），PCR 扩增后在 DNA 测序仪上进行分析（常用仪器为 Applied Biosystems 公司生产的测序仪），即可得出试验组和对照组的 DNA 序列，进行突变分析。

有些研究采用限制性内切酶分析：由于正常和异常者有不同的酶切位点，根据不同的基因突变位点，选择特异性限制内切酶进行酶切，分析基因是否存在相应位点的异常。

3. 基因筛查困难多，但小范围的 POAG 家系筛查可以应用

虽然近年来对 POAG 遗传基因的研究很多，但目前仍存在很多问题：①目前只发现 4 个 POAG 的致病基因，并且这 4 个致病基因在人群中筛查的阳性率都较低；易感基因较多且杂，阳性率较低，并无可以应用于临床筛查；② POAG 遗传基因存在

地区差异性，目前对此致病基因的研究只局限于一部分区域，因此，研究所得基因缺乏全面性及针对性，不能代表普遍现象；③ POAG 遗传基因存在人种差异性，不同人种的突变基因具有不同特点，因此基因的研究只局限于某一人群，应用于临床筛查较困难；④ POAG 是一个极其复杂的遗传性疾病，大部分人群为非单一基因遗传性疾病，其基因突变极其复杂，发现困难；⑤目前国家尚无完善的相关法律条文。2014 年 2 月，国家食品药品监督管理总局和中华人民共和国国家卫生和计划生育委员会联合发出通知，要求在相关准入标准、管理规范出台以前，任何医疗机构不得开展基因测序临床应用；已经开展的，要立即停止。相关部门称基因测序是基因检测领域的一项新技术，虽然速度快、成本低，但也因尚未经过监管部门的系统评价、准入，尚存安全性、有效性风险。国家食品药品监督管理总局介绍，用于临床检测的基因测序仪、诊断软件产品，应按照《医疗器械注册管理办法》的相关程序和要求申请注册；相关体外诊断试剂，可按照《体外诊断试剂注册管理办法（试行）》申请注册。上述产品申请审批注册，还需要先在医疗机构开展一定样本数的临床试验，以验证安全性和有效性。国家食品药品监督管理总局还表示，若申请注册的基因测序临床诊断产品符合创新医疗器械定义，可按照"早期介入、专人负责、科学审批"的原则，在标准不降低、程序不减少的前提下优先审评审批，"支持、鼓励前沿技术和产品在通过安全性、有效性评价的基础上尽早惠及公众"。

　　基于以上现存问题，将基因筛查应用于临床有较多困难，暂时无法实施，但对于小范围的 POAG 家系筛查目前可以在临床中应用，以起到对新生成员的预警作用。相信随着分子生物学的发展，对青光眼相关致病基因研究将会更加深入和清晰。若将来能够发现敏感性和特异性均较好的基因突变位点，在可疑个体进行基因筛查将会变为可能。

参考文献

1. Vithana EN, Nongpiur ME, Venkataraman D, et al. Identification of a novel mutation in the NTF4 gene that causes primary open-angle glaucoma in a Chinese population. Mol Vis, 2010, 15 (16)：1640-1645.

2. Chi ZL, Akahori M, Obazawa M, et al. Overexpression of optineurin E50K disrupts Rab8 interaction and leads to a progressive retinal degeneration in mice. Hum Mol Genet, 2010, 19 (13)：2606-2615.

3. Liu Y, Liu W, Crooks K, et al. No evidence of association of heterozygous NTF4 mutations in patients with primary open-angle glaucoma. Am J Hum Genet, 2010, 86 (3)：498-499.

4. Rao KN, Kaur I, Parikh RS, et al. Variations in NTF4, VAV2, and VAV3 genes are not involved with primary open-angle and primary angle-closure glaucomas in an indian population.Invest Ophthalmol Vis Sci, 2010 , 51 (10)：4937-4941.

5. Lu Y, Dimasi DP, Hysi PG, et al. Common genetic variants near the Brittle Cornea Syndrome locus ZNF469 influence the blinding disease risk factor central corneal

thickness. PLoS Genet, 2010, 6 (5): e1000947.

6. Vitart V, Benci G, Hayward C, et al. New loci associated with central cornea thickness include COL5A1, AKAP13 and AVGR8.Hum Mol Genet, 2010, 19 (21): 4304-4311.

7. Vithana EN, Aung T, Khor CC, et al. Collagen-related genes influence the glaucoma risk factor, central corneal thickness. Hum Mol Genet, 2011, 20 (4): 649-658.

8. Macgregor S, Hewitt AW, Hysi PG, et al. Genome-wide association identifies ATOH7 as a major gene determining human optic disc size. Hum Mol Genet, 2010, 19 (13): 2716-2724.

9. Ramdas WD, van Koolwijk LM, Ikram MK, et al. A genome-wide association study of optic disc parameters. PLoS Genet, 2010, 6 (6): e1000978.

10. Huang X, Li M, Guo X, et al. Mutation analysis of seven known glaucoma-associated genes in Chinese patients with glaucoma.Invest Ophthalmol Vis Sci, 2014, 55 (6): 3594-3602.

11. Millá E, Mañé B, Duch S, et al. Survey of familial glaucoma shows a high incidence of cytochrome P450, family 1, subfamily B, polypeptide 1 (CYP1B1) mutations in non-consanguineous congenital forms in a Spanish population. Mol Vis, 2013, 19: 1707-1722.

12. Mimivati Z, Nurliza K, Marini M, et al. Identification of MYOC gene mutation and polymorphism in a large Malay family with juvenile-onset open angle glaucoma. Mol Vis, 2014, 20: 714-723.

13. Li CM, Zhang YH, Ye RH, et al. Anticipation, anti-glaucoma drug treatment response and phenotype of a Chinese family with glaucoma caused by the Pro370Leu myocilin mutation. Int J Ophthalmol, 2014, 7 (1): 44-50.

14. Braghini CA, Neshich IA, Neshich G, et al. New mutation in the myocilin gene segregates with juvenile-onset open-angle glaucoma in a Brazilian family. Gene, 2013, 523 (1): 50-57.

（方　圆　潘英姿）

关于房角关闭机制中的新观点

4. 动态因素在房角关闭的发生机制中的作用

近年来，研究者认识到现有的房角镜检查及超声生物显微镜检查（ultrasound biomicroscopy，UBM）很难预测哪些患者最终会发展为闭角型青光眼，静态的房角参数测量也无法提供足够的预测效能来区分正常眼与将要发生闭角型青光眼的可疑原发性房角关闭（primary angle closure suspect，PACS）患眼。用常规的、静态的房角结构难以解释房角关闭的发生机制，眼轴长度及前房深度的差异并不能完全解释房角关闭危险性的差异。如中国人闭角型青光眼的患病率是欧洲人的 5 倍，但以人群为基础的数据显示与欧洲人及非洲人相比，中国人小眼球、浅前房的比例并不比前两者高。随访研究结果表明，随着年龄的增长，与欧洲人及非洲人相比，因纽特人与中国人的前房变得更浅。如果中国人与其他种族一样，具有同样比例的小眼球，那么在中国人闭角型青光眼的高发病率中起作用的因素尚不可知。激光周边虹膜切除术（Laser Peripheral Iridotomy，LPI）可以导致白内障发生时间提前，与发生此种危险相比，LPI 对于许多原发性可疑房角关闭患者来说并不合理。

有研究表明，至少有两个因素决定了房角的狭窄程度：①整体虹膜相对小梁网的位置。②虹膜容积。但当前的房角镜检查无法定量评价虹膜容积随着瞳孔收缩、扩张时的变化情况。有研究表明，眼部解剖结构的动态变化会提供房角关闭的重要信息，如暗光下的房角镜检查可避免光线引发的瞳孔收缩及其所产生的房角增宽。仅用暗室激发试验的眼压升高来判别哪些患者会进展为改变闭角型青光眼是不够的。房角动态影像可以记录房角随光线的实时动态变化，可以提供更多的房角动态信息，也便于研究不同人种之间眼的不同生理反应。房角测量参数的动态变化可能也是未来筛查高危房角患者的重要指标，如明暗光条件下，房角开放度的动态变化，瞳孔的动态变化速度及虹膜容积的动态变化等，对于这一系列动态测量参数变化的研究，将更进一步加深对闭角型青光眼的发生机制及预防研究的进程。

有学者应用 UBM 与眼前节光学相干断层扫描仪（anterior segment optical coherence tomography，AS-OCT）研究房角在明暗光条件下的房角变化情况，结果发现与明光条件相比，有些患眼在暗光条件下房角变窄。王冰松等曾用 AS-OCT 结合房角关闭的象限数来筛查可疑房角关闭，研究结果表明，在暗适应 3 分钟后，如果房角关闭的象限数≥ 5/8 个象限，则可能会出现阳性的暗室激发试验结果，也就是说，暗室激发试验后的眼压升高可能与暗适应 3 分钟后的房角关闭象限数相关；另一方面，如果一名患者在暗室条件下房角关闭象限数< 5/8，则可能会维持正常的房水外流，也就是说宽房角患者出现的暗室激发试验的阳性结果可能是假阳性，这种改良后的暗室激发试验可能会在原发房角关闭的早期诊断中起作用。

5. 晶体虹膜通道对眼压的影响

虹膜色素上皮层与晶体前囊之间形成了一个环形的贴附区域，又称为晶体虹膜通道，虹膜的整体位置依赖于房水通过此区域时的阻力，如果房水要通过该区域，需要虹膜后方的压力高于虹膜前方的压力。在此过程中，存在着两种压力，其中一种是存在于前房内的压力，另外一种是存在于虹膜后方的压力（这包括后房压力以及玻璃体腔压力）。David 等制作了一个晶体虹膜通道压力通道的模型，发现尽管在一些大眼球中该通道很宽，阻力很低，但该压力通道始终存在着阻力。因此他们认为，最好是把瞳孔阻滞考虑为存在于大多数眼内的相对阻力。他们的研究还发现，在狭窄和长的通道中，虹膜后方的压力可以比前方高 1 ～ 8mmHg。该通道内的液体流动是非常缓慢的，因此并不存在涡流及文丘里效应。因此，闭角型青光眼患者在行虹膜周切术前，后房的压力可能会高于通过压平眼压计所测的压力，因此，在同样的测量眼压条件下，压力通道存在高阻力的患者与压力通道存在低阻力的患者相比，视盘可能会产生更高的压力。与压力通道阻力较低的开角型青光眼相比，未被充分了解的虹膜后方的压力可能是造成闭角型青光眼患者视网膜神经节细胞损伤的关键因素。

当虹膜向角膜方向移动时，后房与前房之间存在一个明显的压力梯度，该压力梯度是否会引起房角关闭主要取决于以下几点：①虹膜根部插入点的位置。②虹膜的硬度。③压力差的大小。④虹膜晶体通道的阻力。虹膜与小梁网的相对位置可能取决于个体的解剖因素，但虹膜的动态变化可能会解释为何窄房角患者是房角贴附性关闭患者的 5 ～ 10 倍。Tiedeman 制作了一个可以模拟虹膜变化的简单模型，虹膜根部附着点相对瞳孔越靠前，虹膜就会越膨隆，该研究结果也被 Anderson 等应用 Scheimpflug 照相技术进一步证实。然而，主要的虹膜生物力学阻力来源于瞳孔括约肌和瞳孔开大肌。尽管一个小的激光孔可以平衡虹膜前后的压力及晶体虹膜通道的阻力。施行 LPI 术，虹膜向前的膨隆减轻，而晶状体的位置并没有受到影响。

6. 容积变化对房角的影响

过去关于 UBM 的研究多集中在明暗光条件下，测量虹膜与小梁网之间的间隙距离（房角开放度）或者是房角处周边虹膜 1 个或 2 个位点的虹膜厚度。有研究表明，瞳孔散大状态不同，虹膜的厚度也随之不同。Quigley 等应用 ASOCT 研究了瞳孔散大时虹膜容积的变化，该研究发现了一个引起房角关闭的新的因素。应用 ASOCT 测量的多个经线的虹膜横断面积可以用来计算虹膜容积。散瞳后，虹膜横断面积及容积明显减少，虹膜瞳孔每散大 1mm，虹膜横断面积减少 10%，虹膜容积减少 4%。虹膜横断面及虹膜容积的变化是非常迅速的，仅用不到 10s 的时间，然而传统的 UBM 并不能同时包括瞳孔和房角，因此，明暗光条件下的变化很难被捕捉。与正常对照组相比，房角关闭患者的虹膜容积并没有明显增加，但是当瞳孔散大时，房角关闭患者的虹膜容积更大，这一特性使这类患者更容易发生房角关闭。通过病例组织学研究，瞳孔散大时所产生的虹膜容积差异可能源于房角关闭患者的虹膜结缔组织与正常人不同。

Friedman 和其同事发现房角关闭患者与眼轴长度、房角镜检查的狭窄程度相匹配的正常人相比，在暗光条件下，房角会变得更窄。这说明，除了在解剖学上的不同以外，房角关闭患者对暗光的生理反应的不同也是房角关闭的危险因素。

瞳孔散大时，虹膜容积的变化很可能是缘于虹膜基质中的细胞外液与房水相互交换，每一位眼科医生都可以通过裂隙灯显微镜清晰地看到虹膜前表面的孔洞及腔隙，在虹膜的前表面并没有明显的细胞屏障（但并不能通过虹膜色素上皮层），虹膜基质可以使大分子物质方便地通过，所以水分也容易快速进出。虹膜基质对水的通透性可以解释一些其他的现象，如房角镜下的窄房角患者眼压可能正常，存在明显虹膜周边粘连的急性闭角型青光眼患者，应用前列腺素类药物也可以起到降眼压的作用。如果房水从虹膜基质流出足够多，眼压就可以控制到正常范围，这类药物就可以起到完美的降压作用。

另一方面，如果虹膜周边前粘连的时间较长，虹膜基质的排水能力减弱，则可能会引起眼压升高。从逻辑上来说，一些患者虹膜的液体交换能力可能会差一些。与色素较少的及非洲来源的人种相比，许多棕色眼人种的虹膜隐窝较少，但虹膜容积的变化与虹膜颜色及种族并不相关。棕色眼睛的中国人，其房角关闭的患病率要比同样是棕色眼睛的非洲人要高，而非洲人与欧洲人房角关闭的患病率相似。

LPI 解除了晶体虹膜通道的阻力，但仍有 1/3 的患者存在窄房角，有研究表明，LPI 后，一些患者仍有可能出现爬行性房角关闭。META 分析发现，没有临床对照实验的证据支持现在广泛使用的虹膜周边成形术，也没有前瞻性的研究证明原发房角关闭患者行 LPI 后是否有进行性的虹膜周边前粘连，已行 LPI 的虹膜高褶患者在散瞳后，只有少部分人出现高眼压，该现象的可能解释是虹膜高褶患者在散瞳后，虹膜容积丢失得不够多。

此外，也有学者试图通过前房容积的变化来寻找一种可以筛查房角关闭高危人群的方法。王宁利等研究发现，施行激光周边虹膜切除术后，PAC 或 PACS 患者的前房容积明显增加。

7. 脉络膜膨胀在房角关闭中的可能机制

晶状体虹膜通道的阻力在很大程度上依赖于晶状体的位置。晶状体的位置越靠前，阻力就越大。在闭角型青光眼患者行白内障手术时，经常发现患者的虹膜从角膜穿刺口膨出，当进行透明角膜穿刺时，晶状体向角膜的方向移动，因为这些患眼已行 LPI 术，因此这种正性压力并不是来源于瞳孔阻滞，而是来源于晶状体后方的压力。Bellows 和 Maumenee 发现，内眼手术中的正性压力来源于脉络膜间隙聚集的血管外浆液。与其他类型的青光眼相比，闭角型青光眼患者是否更容易出现脉络膜膨胀？真性小眼球患者是一个特殊的例子，此类患者在术后常发生自发性的脉络膜膨胀。脉络膜膨胀所产生的脉络膜容积增加了虹膜晶体通道的阻力，也进一步增加了瞳孔的阻滞力。

众所周知，脉络膜膨胀可以导致继发性房角关闭，这其中包括脉络膜容积增大（脉络膜出血、转移癌）、炎症（葡萄膜渗漏、小柳原田综合征、全视网膜光凝）、涡静脉高压（Sturge-Weber 综合征、巩膜扣带术、眼眶肿瘤、中央静脉阻塞、颈动脉海绵窦瘘）、药理学反应（托吡酯、磺胺类衍生剂）。人的脉络膜有 $200 \sim 400\mu m$ 厚，包括大小血管及细胞外间隙。脉络膜容积受脉络膜动静脉压力、血管通透性、眼压及组织生物力学作用的调节。脉络膜毛细管可以通过小分子但不能通过大的血浆蛋白，20 mmHg 的胶体渗透压差别可以使液体流入细胞外基质。脉络膜与巩膜之间潜在腔隙的压力比玻璃体腔的压力低 2mmHg。当眶静脉压升高时，会引起涡静脉及脉络膜血管内压力的增高，进而引起眼压增高。有研究表明，即使在周边虹膜切除术后，堵鼻鼓气法也可以使房角变窄。也就是说，脉络膜压力的快速增加可以使眼压增高，当脉络膜血流恢复常态时，眼压可快速恢复正常。

血管外的脉络膜膨胀对于可疑原发房角关闭的患者而言，是一个持续性的危险因素。随着脉络膜血管通透性的改变，大分子蛋白会进入基质，改变渗透压梯度，扩张血管外间隙。通过脉络膜上腔放液已证实该液体是高浓度的血浆蛋白，这种黄色液体若从脉络膜排出，则必须通过巩膜或经涡静脉排出。这可能是一个缓慢的过程并依赖于以下几种参数：①液体中蛋白含量的高低。②眼压与眶压之间所产生的液体压力差。③巩膜面积。④巩膜厚度。小眼球合并厚巩膜的闭角型青光眼患者，若想通过小表面积及较差的液体传导性将液体排出，难度更大。

有学者推测，闭角型青光眼患者可能存在着脉络膜厚度调节障碍。现在有越来越多证据证明脉络膜膨胀在房角关闭中起作用。最近的一篇报道指出，一名患者在服用抗癫痫药（托吡酯，该药可以诱使非可疑房角关闭的患者发生房角关闭）后发生房角关闭，随后腰椎穿刺证明血眼屏障被破坏，UBM 也证实患者的脉络膜厚度增加。这说明药物通过改变脉络膜血管的通透性而诱发房角关闭。有文献报道，激素合并高渗剂的疗法治愈了一例这样的患者。当 UBM 图像包含更多的后部脉络膜区域时，以前所谓的"睫状体水肿"可能就是睫状体区域后部脉络膜牵拉所致。

有许多研究报道了闭角型青光眼患者存在着脉络膜膨胀的现象，Gazzard 和其同事发现，急性闭角型青光眼发作后不久即可观察到脉络膜的膨胀，但认为该现象是由于急性发作所导致的，而并不是引起闭角型青光眼急性发作的原因。另一方面，我们观察到的一个现象也同样不支持脉络膜膨胀闭角型青光眼急性发作的原因，只有当出现低眼压时，才会出现脉络膜脱离。有研究者通过 AS-OCT 与 UBM 观察到许多从未急性发作的闭角型青光眼患者，同样存在着脉络膜膨胀。如果能把眼科临床观察、流行病学调查及现有科技很好地结合在一起，通过测量不透明的脉络膜内层与巩膜之间的距离，将更好地阐明脉络膜膨胀的机制。UBM 缺乏精确测量脉络膜厚度的分辨率，但其在临床上却可以观察到脉络膜厚度的变化。如果能够更好地记录脉络膜容积的变化，将有利于将其作为房角关闭预测试验的一项参数。

只有脉络膜中度扩张才会引起眼压的急剧升高，而临床上的这种变化我们常常是看不见的。如果脉络膜平均厚度增加100μm，眼压将增高到 60mmHg。眼球整体的固定形态与容积是相对恒定的，脉络膜每膨胀 20%，容积将增加 100μL，而这几乎相当于闭角型青光眼患者的前房容积。在角膜上做手术切口时，很容易产生正性压力与虹膜膨出，该现象经常发生于制作白内障切口后几分钟，这也说明，此现象产生的原因是血管外扩张而不是即刻的血管内扩张。

如果此改变只涉及血管通透性的变化，则会发生浆液性脉络膜扩张，但如果中血管受损，则会发生明显的出血性脉络膜扩张。

脉络膜膨胀所引发的房角关闭包括以下几个步骤：①急性的脉络膜扩张将快速增高整个眼球内的眼力。因为房水经由正常的房水流出通道流出，晶体虹膜通道的阻力不同，后方与前方之间的压力差将快速增加。如果在基线水平，晶体虹膜通道阻力较高，则在晶体轻度前移与通道变窄的情况下继续增加该区域的阻力。如果脉络膜膨胀到达一定程度，则会产生虹膜膨隆及房角关闭。不同人之间，脉络膜膨胀的程度也不同，这依赖于脉络膜的可塑性与血管的通透性。

②研究房角关闭比的多种潜在机制，可能会进一步帮助我们解释为何在亚洲妇女中闭角型青光眼的发病率较高，为何随年龄的增长闭角型青光眼的发病率也会增高。一个或几个生理性危险因素可能会随着性别、年龄、种族的不同而不同。妇女可能更容易发生脉络膜膨胀，或者亚洲人的虹膜排水能力与欧洲人不同。过去对闭角型青光眼的分析可能更多地集中在静态的解剖危险因素上，而源于眼部生理的动态过程可能是房角关闭的另外一种机制。

一项跨地区、跨人种、跨学科的国际多中心研究，共收集了来自 10 个国家和地区的 3761 名患者和 1 8551 名健康对照者的资料。研究发现的 3 个 PACG 易感基因位点分别为 *PLEKHA7*、*COL11A1*、*rs1015213*。上述 3 个易感基因可能通过影响小梁网、虹膜、睫状体等的发育、调控并最终造成 PACG，同时，它们还可能与远视眼、小眼球等相关。尽管在研究中已得到初步证据支持这些易感基因位点影响 PACG 发病，但其是否为真正参与发病的致病基因还有待更多证据支持。

8. 原发性闭角型青光眼的分类现状

（1）自然病程分类

2002 年，Foster 提出了原发性闭角型青光眼的新定义和分类系统，这个分类系统被美国眼科学会和东南亚青光眼学会所采用。这种分类方法按照疾病的自然病程将传统的 PACG 分成 3 个阶段并进行不同的命名：可疑原发性房角关闭（PACS）、原发性房角关闭（primary angle closure，PAC）及 PACG。PACS 的定义，周边虹膜与后部小梁网贴附性接触超过 270°，但不伴有周边前粘连眼压升高的患者；PAC 的定义，在可疑原发性房角关闭的基础上，出现眼压升高或周边前粘连，青光眼斑，或者是较多的色素沉积于小梁网，但并不伴随青光眼性视神经损伤。当 PAC 患者出现青光眼性视神经损伤时，定义为 PACG。这种分类方法对"青光眼"做出了与 POAG 相似的定义。房角关闭时伴有青光眼性视神经损伤的患者称为 PACG，而 PAC 属于一种特殊的眼前节疾病，这种疾病增加了患者发生 PACG 的危险，但房角关闭本身并不能直接认为是青光眼。

新分类系统的不足是不能充分反映疾病的发生机制的，Ritch 将房角关闭的机制分成 4 类：瞳孔阻滞、前段的非瞳孔阻滞,其中包括高褶虹膜和周边虹膜拥挤;其他相对"继发"的因素,如晶状体相关性和晶状体后面(如玻璃体、视网膜等因素),这两种分类方法的结合可能是对原发性房角关闭机制的较合理的归类,对于理解房角关闭的原因及其引起组织损害的位置、严重程度、视力预后及治疗手段的选择有指导性作用。

(2)发病机制分类

我国的研究结果显示,我国闭角型青光眼的发病机制不同于西方人,因此根据西方人闭角型青光眼发病机制而建立的治疗模式不适合中国人群。西方人的闭角型青光眼发生以瞳孔阻滞为主,中国人存在虹膜附着点靠前、周边虹膜肥厚、睫状体前位等非瞳孔阻滞因素,中国闭角型青光眼房角关闭呈多样性及多种机制共存的理论。按照西方的瞳孔阻滞的闭角型青光眼发病理论,及时施行激光周边切开术,解除瞳孔阻滞,病情就会得到缓解和控制。在我国给予激光虹膜周切术后,仍有40%的患者病情进展,甚至致盲,所以必须对非瞳孔阻滞因素加以重视和控制。按照发病机制的分类标准,可以指导临床医师对闭角型青光眼患者采用个体化的、有针对性的预防和治疗模式,从而有效控制疾病的进展。

Foster的分类系统是以疾病的自然病程为依据的,而国内的分类系统是以房角关闭的发病机制为依据的。二者分类的角度不同,可以互为补充,更全面地指导临床治疗。

(3)根据PACG发病层面的分类

①虹膜平面：表现为虹膜膨隆。②虹膜后晶体前平面：患者存在着以下一种或几种因素造成的房角关闭，虹膜附着点靠前、周边虹膜肥厚、睫状体前位。③晶体平面：晶体膨胀或晶体悬韧带松弛原因所致的房角关闭，即由于晶体位置前移所致的虹膜与睫状体前移，进而引起的继发性房角关闭。④晶体后平面：睫状体水肿前旋，房水逆流，晶体虹膜隔前移。

（4）PACG 发病层面与发病机制分类相结合的

①瞳孔阻滞因素（虹膜平面）：表现为虹膜膨隆。②非瞳孔组织因素（虹膜后晶体前平面）：患者存在着以下一种或几种因素造成的房角关闭，虹膜附着点靠前、周边虹膜肥厚、睫状体前位。③晶体源性房角关闭（晶体平面）：晶体膨胀或晶体悬韧带松弛原因所致的房角关闭，即由于晶体位置前移所致的虹膜与睫状体前移，进而引起继发性房角关闭。④恶性青光眼（晶体后平面）：睫状体水肿前旋，房水逆流，晶体虹膜隔前移。

（5）机制分类与 Foster 自然病程分类相结合及治疗方案（表5）

瞳孔阻滞因素（虹膜平面）：虹膜与后部小梁网贴附性接触超过 270°，但不伴有周边前粘连眼压升高的患者，可行激光周边虹膜切除术。

非瞳孔组织因素（睫状体平面）。非瞳孔组织因素，虹膜与后部小梁网贴附性接触超过 270°，但不伴有周边前粘连眼压升高的患者，可行激光周边虹膜切除术，存在虹膜高褶综合征时，可行激光周边虹膜成形术；非瞳孔组织因素，虹膜与后部小梁网贴附性接触超过 270°，伴有周边前粘连眼压升高的患者，出现眼压升高或周边前粘连，青光眼斑，或者是较多的色素沉积于小梁网，但并不伴随青光眼性视神经损伤。可行激光周边虹膜切除术，存在虹膜高褶综合征时，可行激光周边虹膜成形术。如果激光术后眼压仍不可控制，可行小梁切除术。

晶体源性房角关闭（晶体平面）：晶体悬韧带松弛。透明晶体，激光周边虹膜成形术，如眼压不控制可考虑行小梁切除术；合并有白内障，矫正视力＜ 0.3，可以选择晶状体摘除联合房角分离手术作为急性发作缓解后的治疗。

恶性青光眼（晶体后平面）：高渗剂、激素、阿托品，必要时行前部玻璃体切除和（或）晶体摘除术。

表 5　机制分类与 Foster 自然病程分类相结合下的治疗模式

机制	房解形态	治疗
瞳孔阻滞（虹膜平面）(PACS/PAC/PACG)	虹膜膨隆	激光周边虹膜成形术或虹膜周切术
非瞳孔阻滞型（睫病状体平面）(PACS/PAC/PACG)	周边虹膜肥厚 睫状体前位	虹膜周边成形术 虹膜周边成型或小梁切除
多种机制共存型（睫状体平面）(PACS/PAC/PACG)	瞳孔阻滞＋周边虹膜肥厚	激光周边虹膜切除＋激光周边虹膜成型
	瞳孔阻滞＋睫状体前位	先行激光周边虹膜切除＋激光周边虹膜成型，如果眼压不控制则行小梁切除术
	瞳孔阻滞＋睫状体前位＋周边虹膜肥厚	先行激光周边虹膜切除＋激光周边虹膜成型，如果眼压不控制则行小梁切除术

续表

机制	房解形态	治疗
晶全因素（晶体平面）（PAC/PACG）	不合并白内障	先行周边虹膜成型，如果眼压不控制则行小梁切除术
	合并白内障，矫正视力＜0.5	白内障摘除＋房角分离
晶体后平面（PACG）	恶性青光眼	晶体切除＋前部玻璃体切除

参考文献

1. Lavanya R，Wong TY，Friedman DS，et al. Determinants of angle closure in older Singaporeans. Arch Ophthalmol，2008，126（5）：686-691.

2. Ang MH，Baskaran M，Kumar RS，et al. National survey of ophthalmologists in Singapore for the assessment and management of asymptomatic angle closure. J Glaucoma，2008，17（1）：1-4.

3. Zheng C，See J，Chew P，et al. Dynamic Analysis of Iris Movements in Response to Change in Illumination Using Anterior Segment Optic Coherence Tomography. Invest Ophthalmol Vis Sci，2011.

4. Wang B，Congdon NG，Wang N，et al. Dark room provocative test and extent of angle closure：an anterior segment OCT study. J Glaucoma，2010，19（3）：183-187.

5. He M，Lu Y，Liu X，et al. Histologic changes of the iris in the development of angle closure in Chinese eyes. J Glaucoma，2008，17（5）：386-392.

6. Kumar RS，Baskaran M，Chew PT，et al. Prevalence of plateau iris in primary

angle closure suspects an ultrasound biomicroscopy study. Ophthalmology, 2008, 115 (3): 430-434.

7. Vithana EN, Khor CC, Qiao C, et al. Genome-wide association analyses identify three new susceptibility loci for primary angle closure glaucoma. Nat Genet, 2012, 44 (10): 1142-1146.

（王冰松）

原发性开角型青光眼的筛查

9. 是否需要对原发性开角型青光眼进行筛查成为争议的热点

近年来，国内的多个流行病学调查结果显示，我国青光眼的构成类型较 20 世纪发生了明显的变化。1985 年，胡峥教授在北京市顺义地区的调查结果显示 > 50 岁以上人群原发性开角型青光眼的患病率为 0.05%（原发性闭角型青光眼为 2%）；1996 年，赵家良教授的研究结果显示，原发性开角型青光眼的患病率为 0.29%（原发性闭角型青光眼为 1.66%）；21 世纪我国开展的较大的流行病学研究结果显示，原发性开角型青光眼已经成为我国青光眼的主要类型：邯郸眼病研究显示我国 40 岁以上人群 POAG 的患病率为 1%（原发性闭角型青光眼为 0.5% 和原发性房角关闭为 1.5%）；北京眼病研究显示 > 50 岁以上人群原发性开角型青光眼的患病率为 2.6%（原发性闭角型青光眼为 1%）；广州荔湾眼病研究显示＞ 50 岁以上人群原发性开角型青光眼的患病率为 2.1%（原发性闭角型青光眼为 1.5%）。对 POAG 早期视功能和结构改变的认识的发展和流行病学调查中对 POAG 检查方法和诊断技术的发展，可能是导致 POAG 检出率增加的原因。由于 POAG 的患病率增加，是否需要对原发性开角型青光眼进行筛查成为争议的热点。

根据世界卫生组织（WHO）对于一种疾病是否值得进行人群筛查的标准，本节将作逐条论述。

（1）POAG 是否是重要的公共健康问题？

Importance of the problem for the individual and the community

To be considered an important problem, a disease need not neces-sarily have a high degree of prevalence, though that would be a usual requirement. Thus diabetes mellitus is relatively highly prevalent in the populations of developed countries, though frequently of mild degree, with a lengthy course not known, as yet, to be greatly influenced by treatment. On the other hand, phenylketonuria is extremely uncommon but warrants screening on account of the very serious consequences if not discovered and treated very early in life.

Clearly the importance of the problem needs to be considered from the point of view both of the individual and of the community. Thus conditions with serious consequences to the individual and his or her family in general may warrant relatively uneconomicscreening measures；while certain individually mild conditions，but having serious conse-quences for the community if not discovered early and treated，will justify screening on these grounds. An example of the latter kind might be the finding and control of overweight in a population.

（2）青光眼是世界首位的不可逆性致盲眼病

根据世界卫生组织对于是否重要的公共健康问题阐述为：患病率高或如果不早期发现和治疗将对个人和社会造成严重后果的疾病均可以作为疾病筛查的依据条件。青光眼是世界首位的不可逆性致盲眼病。邯郸眼病研究显示，POAG 40 岁以上人群 POAG 的患病率为 1%，致盲率为 4.5%，低视力率为 6.5%；北京眼病研究显示，POAG 低视力率为 8.2%；广州荔湾眼病研究显示，POAG 致盲率为 17.2%。我国第六次人口普查结果显示，我国人口年龄分布为 15 ～ 59 岁人口为 939 616 410 人，占 70.14%；60 岁及以上人口为 177 648 705 人，占 13.26%，以此推算我国 40 岁以上的人口约为 3 亿人左右。根据邯郸眼病研究结果推算至 2020 年，我国盲人总数将达到 290 万人，低视力人群总数将达到 1240 万人，其中由于 POAG 患病人数约为 300 万人以上，可能致盲的人数将达到 13.05 万人，低视力人数将达到 80.6 万人；如果根据广州荔湾眼病研究结果推测，我国盲人数将达到 49.88 万人。

Quigley 等人的研究显示美国在 2000 年时，POAG 患者使用一种降眼压药物每年的花费约为 4.2 亿美元，随访费用约为 4.4 亿美元，两者相加，每年 POAG 患者的花费约为 8.6 亿美元，我国无相应数据，但可以参考其研究结果；同时由于 POAG 无明显症状，欧美西方国家 POAG 患者对于疾病的知晓度只有 50%，估计我国患者的知晓度更低，因此就诊患者往往已是晚期视野改变。

中国残疾人联合会发布我国 2010 年视力残疾的患者约为 1263 万人（引自中国残疾人联合会 2012 年 25 号文件）。

综上所述，POAG 是导致不可逆盲目和低视力的重要疾病，并且在中国患病数量大，治疗费用高，普通群众知晓度低，应当通过筛查的方式降低其致盲率。

（3）是否有简单、可靠的方法在人群中或在危险人群中把患者筛查出来？

①眼压：最简单的评价青光眼的方法，易被掌握。但是根据邯郸眼病研究结果显示，我国 POAG 的患者中 90% 眼压均低于认定的正常眼压高限 21mmHg，广州荔湾眼病研究显示，POAG 患者中 85% 眼压低于 21mmHg，如果只根据眼压结果筛查 POAG 患者，将会导致大量患者漏诊，其作为单一筛查方法敏感性较低。②前置镜视神经立体成像检查：需要裂隙灯、前置镜，特别是需要培训筛查人员，其技术掌握有一定的难度，有主观性。广州荔湾眼病研究即用此方法判断视神经的视杯凹陷大

小。③眼底立体照相：简单、易操作，可通过培训技术人员完成检查，费用相对低廉，结果客观，但是需要专家读片判断。邯郸眼病研究和北京眼病研究即使用此方法。④电脑自动视野检查：是青光眼诊断的金标准，但是仪器昂贵，检查时间长。在以上的大型流行病学检查中，均是在初步筛查后的特定人群完成检查，难以作为筛查工具。⑤其他眼底成像仪器：近年来，随着技术发展，出现了多种对视盘结构和视网膜神经纤维层评价的设备，具有代表性的有 HRT、GDX 和 OCT。以上检查设备虽然具有较高的图像解析度，降低了某种程度上的主观性，但是在判断视杯的边界时，仍然需要人工界定，因此其结果判断仍然存在主观性，同时以上仪器价格昂贵，在诊断中并未显示出明显优于眼底立体照相或前置镜视神经立体成像检查。在以人群为基础的 POAG 筛查中尚无以上仪器设备作为筛查工具的报道。

综上所述，目前 POAG 筛查简单可靠的方法可通过联合眼压测量及眼底立体照相完成。

（4）是否有有效的早期干预手段？

POAG 治疗的目标是保持稳定的视神经结构和稳定的视野功能，降低眼压已经被多个多中心研究证实可以有效地达到稳定和延缓视野功能损害的发展。

（5）是否符合卫生经济学标准？

根据英国的一项评价，对于 POAG 人群筛查的卫生经济学评价的研究结果显示，以人群为基础的筛查是不符合卫生经济学要求的，但是在高危人群中筛查，如 50 岁以上的人群，具有家族史的人群，或者联合其他眼病共同的筛查可能会符合卫生经济学要求。

综上所述，POAG 是不可逆性致盲眼病，在高危人群中联合其他眼病筛查符合卫生经济学要求。

参考文献

1. 胡铮，赵家良，董方田，等. 北京市顺义县盲和低视力流行病学调查. 中华眼科杂志，1988，24：322-326

2. 赵家良，睢瑞芳，贾丽君，等. 北京市顺义县 50 岁及以上人群中青光眼患病率和正常眼眼压的调查. 中华眼科杂志，2002，06：18-22.

3. Liang YB, Friedman DS, Zhou Q, et al. Prevalence of primary open angle glaucoma in a rural adult Chinese population：the Handan eye study. Invest Ophthalmol Vis Sci, 2011, 52 (11)：8250-8257.

4. Liang Y, Friedman DS, Zhou Q, et al. Prevalence and characteristics of primary angle-closure diseases in a rural adult Chinese population：the Handan Eye Study. Invest Ophthalmol Vis Sci, 2011, 52 (12)：8672-8679.

5. Wang YX, Xu L, Yang H, et al. Prevalence of glaucoma in North China：the Beijing Eye Study.Am J Ophthalmol, 2010, 150 (6)：917-924.

6. He M, Foster PJ, Ge J, et al. Prevalence and clinical characteristics of glaucoma in adult Chinese：a population-based study in Liwan District, Guangzhou. Invest Ophthalmol Vis Sci, 2006, 47 (7)：2782-2788.

7. Liang YB, Friedman DS, Wong TY, et al. Prevalence and causes of low vision and blindness in a rural chinese adult population: the Handan Eye Study. Ophthalmology, 2008, 115 (11): 1965-1972.

8. Xu L, Wang Y, Li Y, et al. Causes of blindness and visual impairment in urban and rural areas in Beijing: the Beijing Eye Study. Ophthalmology, 2006, 113 (7): 1134.

9. Kass MA, Heuer DK, Higginbotham EJ, et al. The Ocular Hypertension Treatment Study: a randomized trial determines that topical ocular hypotensive medication delays or prevents the onset of primary open-angle glaucoma. Arch Ophthalmol, 2002, 120: 701-713.

10. Collaborative Normal-Tension Glaucoma Study Group. Comparison of glaucomatous progression between untreated patients with normal-tension glaucoma and patients with therapeutically reduced intraocular pressures. Am J Ophthalmol, 1998, 126 (4): 487-497.

11. Collaborative Normal-Tension Glaucoma Study Group. The effectiveness of intraocular pressure reduction in the treatment of normal-tension glaucoma. Am J Ophthalmol, 1998, 126 (4): 498-505.

12. Gordon MO, Beiser JA, Brandt JD, et al. The Ocular Hypertension Treatment Study: baseline factors that predict the onset of primary open-angle glaucoma. Arch Ophthalmol, 2002, 120: 714-720.

13. Leske MC, Heijl A, Hussein M, et al, Early Manifest Glaucoma Trial Group. Factors for glaucoma progression and the effect of treatment: the Early Manifest

Glaucoma Trial. Arch Ophthalmol，2003，121：48-56.

14. Heijl A，Leske MC，Bengtsson B，et al，Early Manifest Glaucoma Trial Group. Reduction of intraocular pressure and glaucoma progression：results from the Early Manifest Glaucoma Trial. Arch Ophthalmol，2002，120：1268-1279.

15. AGIS Investigators. The Advanced Glaucoma Intervention Study（AGIS）：7. The relationship between control of intraocular pressure and visual field deterioration. Am J Ophthalmol，2000，130：429-440.

16. Hernandez RA，Burr JM，Vale LD. Economic evaluation of screening for open-angle glaucoma. Int J Technol Assess Health Care，2008，24：203-211.

（李树宁）

原发性开角型青光眼的药物治疗

10. 目前治疗 POAG 的经典降眼压药物分五大类

POAG 的药物治疗主要以降低眼内压为目的，包括局部降眼压治疗和全身降眼压治疗。增强房水流出或（和）减少房水分泌是降低眼压的主要途径。目前，治疗 POAG 的经典降眼压药物分五大类：β- 肾上腺素受体拮抗剂、肾上腺素受体激动剂、胆碱酯酶抑制剂和碳酸酐酶抑制剂、前列腺素相关类药物、甘露醇因为具有全身严重的潜在不良反应，仅被用于短期降眼压的治疗。

（1）β- 肾上腺素受体拮抗剂

经典的抗青光眼药物，具有显著的降眼压作用。目前在发展中国家仍然为一线抗青光眼药物。该类药物通过抑制房水产生而达到20% ～ 35% 的眼压降幅，但由于自身具有显著地短期"脱逸现象"（short-term escape）和长期"漂移现象"（long-term drift），影响了这类药物的持久降眼压效果。

另外，研究表明该类药物因缺乏夜间的房水抑制作用，使其夜间降压效果显著减弱。在全身不良反应方面，该药容易引起心动过缓、心律不齐、传导阻滞等心血管系统并发症，诱发支气管哮喘，减少呼气量等呼吸系统并发症，以及消化系统、中枢系统、免疫系统等多系统并发症。其中以心律失常和支气管哮喘最为多见。

因此，该类药物的安全性严重制约了其临床应用。第一种β-肾上腺素受体拮抗剂——马来酸噻吗洛尔（Timolol Maleate）于 1978 年在美国上市，用于青光眼的治疗。推荐用法是 0.25% ～ 0.5% Timolol，每日 1 ～ 2 次。为了减少不良反应，该类药物研发了多种衍生产品。左布诺洛尔（levobunolol）、美替洛尔（metipranolol）及卡替洛尔（carteolol）等非选择性 β-肾上腺素受体拮抗剂相继问世，以期提高和维持远期疗效、减少不良反应。卡替洛尔具有内源性拟交感作用（intrinsic sympathomimetic activity，ISA），可改善心率下降或呼吸困难等全身不良反应，有学者认为该药有可能改善视网膜血供。倍他洛尔（Betaxolo）是唯一眼用选择性 β_1-肾上腺素受体阻滞药，可引起心动过缓、血压下降等心血管系统的不良反应，而支气管痉挛、哮喘及血管收缩等不良反应相对轻微。

（2）肾上腺素受体激动剂

其具有减少房水生成及增加葡萄膜巩膜通路外流的作用。传统药物包括可乐定（Clonidine）、阿可乐定（apraclonidine）、肾上腺素、地匹福林等，它们可同时兴奋 α 和 β 受体。由于自身稳定性不高及局部和全身不良反应大，因此在临床中的应用逐渐减少。近年来，随着突触前受体研究的深入发展，为青光眼的药物治疗开辟了新途径。肾上腺素 α_2- 受体激动剂是较新的降眼压药，α_2- 受体激动剂 - 受体的负反馈调节作用引入到治疗效应中。新研制的 α_2- 受体激动剂溴莫尼定（brimonidine）是具有高度选择性的 α_2- 肾上腺素受体激动剂，它对 α_2 受体有极高的亲和力，而对 α_1 受体的影响很轻微，这样由 α_2- 受体兴奋而引发的负反馈机制发挥了作用，治疗浓度不产生由 α_1 受体介导的瞳孔散大和眼球血管收缩等作用及 β- 受体兴奋而引发的心、肺不良反应的发生。溴莫尼定的降眼压机制是抑制房水的生成和增加葡萄膜巩膜的外流，具有剂量依赖性（dose-dependently）降压效果。研究表明，局部使用溴莫尼定可能缓解因缺血而导致的视神经及视网膜节细胞变性，从而达到视神经保护的作用。多数观点认为，溴莫尼定的降眼压效果与马来酸噻吗洛尔相当，强于选择性 β- 受体阻滞剂的疗效。

（3）胆碱酯酶抑制剂

胆碱能激动剂（缩瞳剂）是一类拟副交感神经药物，可以通过收缩睫状体纵行肌和直接刺激胆碱能受体而开放小梁网，达到增加小梁引流的作用。毛果芸香碱（Pilocarpine）是胆碱酯酶抑制剂的代表药物，是最早使用的抗青光眼滴眼液。通过改变剂型和用法，在提高疗效的同时不良反应降低。在 POAG 的治疗中，毛果芸香碱可作为联合辅助用药使用，该药除了直接激动虹膜和睫状肌的胆碱能受体以降低眼压外，还可导致瞳孔收缩、调节痉挛。其疗效随浓度增加而提高，随虹膜色素加深而减弱。长期使用毛果芸香碱将导致虹膜扩大肌紧张度下降和括约肌纤维化，造成永久性小瞳孔。毛果芸香碱可诱发睫状环阻滞，对于小角膜、短眼轴的闭角型青光眼，有可能进一步诱发睫状环阻滞性青光眼。另外，长期使用还可能诱发白内障，频繁发生的眼部并发症及频繁的点眼次数使该类药物在抗 POAG 的药物中地位下降。另一种缩瞳剂为卡巴胆碱（Carbachol），该药系乙酰胆碱的衍生物，该药眼部不良反应较多，限制了其进一步的临床应用。

（4）碳酸酐酶抑制剂（CAI）

通过抑制睫状上皮的碳酸酐同工酶 II（CA II）减少房水生成，降低眼内压。该类药物与噻吗洛尔有协同降眼压的疗效。全身使用的碳酸酐酶抑制剂注射剂有乙酰唑胺和甲酰唑胺。该类口服药物可能导致电解质紊乱、尿路结晶、神经系统异常、骨髓抑制、剥脱性皮炎等严重的全身不良反应。一般来说，甲酰唑胺相对于乙酰唑胺具有更长的生物半衰期和相对较轻的全身不良反应。第一种眼科应用的 CAI 滴眼液是多佐胺（Dorzolamide），大规模临床对照试验显示，该药的降眼压效果与倍他洛尔（betaxolol）相当，其眼部不良反应为眼表刺激和点状角膜炎。布林佐胺（brinzolamide）具有高亲脂性和更低的房水溶解度，会在 PH7.4 的环境下形成混悬液，比多佐胺（pH 5.6）具有更好的舒适度，布林佐胺的降压效果与多佐胺相当，而弱于噻吗洛尔。局部使用的 CAI 滴眼液较全身用药更为安全，亦较少出现全身并发症。

（5）前列腺素相关类药物

在各类降眼压药中是相对较为新型的药物，可有效地促进房水外流，产生相对持久、稳定的降压效果。1996 年，第一种前列腺素类药物拉坦前列腺素（Latanoprost）在美国通过 FDA 认证；此后相继研发出曲伏前列腺素（Travoprost）、贝美前列腺素（Bimatoprost）、乌诺前列酮（Unoprostone）、他氟前列腺素（Tafluprost）、布他前列腺素（Butaprost）等。前列腺素类药物目前被公认为所有降眼压药物中相对最安全的药物。一些研究认为，前列腺素药物的降压效果甚至高于噻吗洛尔。前列腺素类药物可增加黑色素细胞中的黑色素形成，导致虹膜和眼周的色素加深，其他的眼部不良反应包括结膜充血、角膜炎、睫毛过度生长等。停药后，上述不良反应可以减轻。罕见的眼部并发症包括黄斑囊样水肿加重、虹膜炎及疱疹性角膜炎。拉坦前列腺素可增加睫状体细胞间隙，介导细胞外基质的重塑，增强葡萄膜—巩膜通路的房水外流。推荐的用法是在夜晚睡前使用，以更有效地降低夜间和次日的日间眼压。曲伏前列腺素在结构和功能上与拉坦前列腺素类似。推荐用法为每日晚间一次，更频繁地使用并不能进一步降低眼压。贝美前列腺素被认为具有强烈的减压效果，但结膜充血的情况也更为常见。乌诺前列酮的降压效果和持续时间均低于拉坦前列腺素，在临床的使用较少。目前临床中广泛使用的仍以拉坦前列腺素、曲伏前列腺素和贝美前列腺素为主。目前尚缺乏严格的多中心随机双盲研究说明哪种前列腺素类药物具有更好的疗效。荟萃分析及排除偏移后的研究并未发现三者间降压效果有显著的统计学差异，多数情况是医生根据不同患者的药物敏感性选用不同的前列腺素类药物。

11. 青光眼药物的联合使用成为趋势

尽管前列腺素衍生药物（PGA）已经作为抗青光眼的一线用药被广泛使用，但是仍有超过 40% 的患者需要两种或以上的抗青光眼药物联合使用以达到满意的降眼压效果。欧洲青光眼协会与美国眼科学会在对于 POAG 的临床指南中均推荐采用联合不同作用机制并可以增强疗效的青光眼药物达到进一步降眼压的目的。通常与 PGA 联合使用的药物包括 β- 肾上腺素受体拮抗剂、局部碳酸酐酶抑制剂、肾上腺素 α_2- 受体激动剂。理论上，由于 PGA 的降压途径是促进房水排出的增加，这令人联想到加用抑制房水生成药物会更理想地控制眼压。早期关于 β- 肾上腺素受体拮抗剂（0.5% Timolol）联合 PGA 药物的临床疗效观察，确实观察到 14% ～ 21% 的额外降压效果，但是在 6 ～ 12 个月的后续疗效观察结果显示，与 β- 肾上腺素受体拮抗剂联合使用，额外降压效果会随时间显著减弱。此后陆续有大量研究，分别比较了不同药物联合使用的疗效差异。O'Connor 等比较了 2% 多佐胺、

0.2% 溴莫尼定及 β- 肾上腺素受体拮抗剂分别与拉坦前列腺素联合使用 1 年的疗效差异，发现多佐胺联合用药具有最大的额外降压效果 (19%)。Reis 等评价了 0.5%Timolol、1.0% 布林佐胺和 0.2% 溴莫尼定分别与曲伏前列腺素联合使用的疗效差异，发现用药 4 周后，0.5%Timolol 联合组及 1.0% 布林佐胺联合组的疗效优于 0.2% 溴莫尼定联合组。Walters 等评价了 0.5%Timolol 和 0.2% 溴莫尼定分别与拉坦前列腺素联合使用的疗效差异，发现两者的额外降眼压幅度分别为 18% 和 22%。Mundorf 等分别观察了 0.15% 溴莫尼定 P 和 0.5%Timolol 与拉坦前列腺素或贝美前列腺素联合用药 3 个月的疗效，认为两者与拉坦前列腺素联合用药的疗效相当，溴莫尼定联合贝美前列腺素的疗效较 0.5%Timolol 联合贝美前列腺素（或拉坦前列腺素）更加显著。上述研究似乎表明，多数研究者认为在联合 PGA 用药时，CAI 似乎比溴莫尼定具有更好的降压表现。比较 β- 肾上腺素受体拮抗剂和 CAI 与 PGA 联合使用的头对头研究得出了不同的结果。这些结果的差异可能与研究的设计、观察时间及用药浓度有关。尽管胆碱能受体激动剂与前列腺素衍生物的作用机理存在部分拮抗作用，但是研究发现两类药物联合使用的疗效仍然好于任何一种单独用药。

另外有研究认为，尽管不同组合的联合用药对于日间降眼压疗效相似，联合使用局部碳酸酐酶抑制剂较联合使用肾上腺素 α_2- 受体激动剂有更好的谷值降压效果。对于联合 β- 肾上腺素受体拮抗剂的夜间降眼压疗效尚存在争议。在强调联合用药的同时，减少药物的并发症及提高患者的依从性也是保证联合用药疗效的重要环节。

12. 新药物发展迅速

（1）防腐剂的调整

抗青光眼药物中的防腐剂成分（如 BAK、benzalkonium chloride）具有眼表破坏作用，并导致显著的眼表症状，该毒理作用呈现剂量依赖性，长期频繁地使用还会显著增加抗青光眼滤过手术的失败率。因此，尽量减少 BAK 等防腐剂的含量并保持长久稳定的疗效，是药物研发的方向。新上市的曲伏前列素分别以 SofZia（TravatanZ 0.004%）和多季铵聚合物（polyquad）替代传统的 BAK 作为防腐成分。0.15% 和 0.1% 的阿法根均摒弃了 BAK，转而采用黄铁矿（Purite）作为防腐剂成分，从而显著降低了眼表过敏症状和全身不良事件的发生率。

此外，一些公司陆续推出不含防腐剂成分的抗青光眼药物（如他佛前列腺素 0.0015%），以提高患者容受度。一种不含防腐剂的拉坦前列腺素滴眼液（T2345）目前正在进行三期临床试验，初步的结果显示了良好的患者容受度和非劣效性。尽管从理论上来讲，不含 BAK 成分的滴眼液可能降低抑菌的效果，但是多数防腐剂对照实验显示，不含防腐剂的前列腺素类药物具有更好的局部安全性及与原药相当的疗效。并非所有的去防腐剂研究都有满意的效果，日本的一项去防腐剂的盐酸卡替洛尔与含防腐剂的盐酸卡替洛尔对照研究显示，眼表损害在两组间并无显著差异，该结果似乎提示防腐剂所致的眼表损害可能因药物组分不同而程度各异。

（2）寻求更低的非劣效浓度

使用更低浓度的抗青光眼药物将大幅减轻患者的眼表不适症状。2010 年，FDA 批准 0.01%Lumigan 上市，并认为具有与此前 0.03% 浓度相当的疗效，同时具有更好的耐受性。传统的 0.2% 溴莫尼定（Brimonidine）已经被更低浓度（0.15%、0.1%）的溴莫尼定 P 替代，并具有更好的患者耐受性。

（3）固定复合配方的单药制剂

多种眼药联合使用会显著增加患者的点药频率及对药物中 BAK 等防腐剂成分的暴露机会，加重患者的点药负担并导致眼表不适的风险增加，因而降低患者的依从性，而固定复合配方的单药制剂则可以克服这方面的不足。

另外，固定复合配方的单药制剂还可以避免出现药物间的"洗脱效应"。主要的固定复合配方的单药制剂包括噻吗洛尔 0.5% 和多佐胺 2.0%、噻吗洛尔 0.5% 和溴莫尼定 0.2%，拉坦前列素 0.005% 和噻吗洛尔 0.5%，曲伏前列素 0.004% 和噻吗洛尔 0.5%，比马前列素 0.03% 和噻吗洛尔 0.5%，溴莫尼定和噻吗洛尔，毛果芸香碱和噻吗洛尔，美替洛尔和噻吗洛尔。关于这些制剂的临床研究均表明，固定复合配方的单药疗效至少相当于其配方成分的两种单独药物的联合使用疗效并具有良好的安全性。国内有研究观察，固定复合配方的单药疗效甚至优于单独药物的联合使用疗效。可能有研究观察了溴莫尼定和噻吗洛尔与噻吗洛尔0.5% 或多佐胺 2.0% 的疗效差异，发现两者均能有效控制眼压，FCBT 似乎具有更满意的眼压控制。

（4）更有效而持久的药物递送

传统的药物递送途径包括口服药物、局部滴眼液或凝胶、穹窿缓释膜植入物，但是这些递送途径均可能导致患者的眼表刺激症状或其他不适感。通过手术导入的长期眼内植入物可以有效避免眼表不适感，并可以解决患者的依从性问题。微电化学控制系统（MEMS）可以有效控制药物的释放，近年来纳米技术的发展已经逐步用于 POAG 的治疗研究。纳米粒子可以用作高性能无毒的载体。有研究利用人工纳米引流植入物（ANDI）建立房水引流通道了，以增强房水外流。由于纳米粒子非常小，它具有较高的渗透力，而现有的青光眼药物渗透率通常仅有 1% ～ 3%。此外，纳米粒子导致的摩擦感小，患者用药后基本不会感到不适。有研究报道，采用铈原子氧化物纳米颗粒与人类碳酸酐酶抑制剂结合或者采用内附与噻吗洛尔结合的纳米颗粒的隐形接触镜，可能成为有效的青光眼药物递送途径。

13. 最主要的用药原则仍然是"STEP"原则

POAG 的药物选择种类众多，而在临床的使用中最主要的用药原则仍然是安全性（Safety）、耐受性（Tolerability）、有效性

（Efficacy）或合理性（Mechanism）及经济性（Price）——"STEP"
原则。

关于"一线用药"的问题，目前普遍推荐前列腺素类或 β-
肾上腺素受体拮抗剂类作为一线用药，但是对于具体的患者可
能有个体化的一线选择。因此，不宜强行规定哪种药物是一线
用药。

关于联合用药的疗效比较，目前仍缺乏严格的大样本随机多
中心研究结果。更多的情况是基于医生的临床经验或不同患者的
药物敏感性制定联合用药方案。

中国人群由于具有更肥厚的虹膜及睫状体基质，可能对前列
腺素的治疗反应与高加索人不同。因此，需要通过进一步临床观
察了解 PGA 药物的长期疗效和耐受性。

参考文献

1. Hommer A. A review of preserved and preservative-free prostaglandin analogues
for the treatment of open-angle glaucoma and ocular hypertension. Drugs Today（Barc），
2010，46（6）：409-416.

2. Boimer C，Birt CM. Preservative exposure and surgical outcomes in glaucoma
patients：The PESO study. J Glaucoma，2013，22（9）：730-735.

3. Baudouin C，Labbé A，Liang H，et al. Preservatives in eyedrops：the good，
the bad and the ugly. Prog Retin Eye Res，2010，29（4）：312-334.

4. Aihara M，Oshima H，Araie M，et al. Effects of SofZia-preserved travoprost

and benzalkonium chloride-preserved latanoprost on the ocular surface—a multicentre randomized single-masked study. Acta Ophthalmol, 2013, 91（1）：e7-e14.

5. Karhanová M, Mlák P, Fryšák Z, et al. Efficacy and tolerability of preservative-free tafluprost 0.0015 % in the treatment of glaucoma and ocular hypertension. Cesk Slov Oftalmol, 2012, 68（4）：150-155.

6. Rouland JF, Traverso CE, Stalmans I, et al. Efficacy and safety of preservative-free latanoprost eyedrops, compared with BAK-preserved latanoprost in patients with ocular hypertension or glaucoma. Br J Ophthalmol, 2013, 97（2）：196-200.

7. Day DG, Walters TR, Schwartz GF, et al. Bimatoprost 0.03% preservative-free ophthalmic solution versus bimatoprost 0.03% ophthalmic solution（Lumigan）for glaucoma or ocular hypertension：a 12-week, randomised, double-masked trial. Br J Ophthalmol, 2013, 97（8）：989-993.

8. Chikama T, Araie M, Nishida T. Influence on ocular surface and intraocular pressure of switching from preservative-containing to preservative-free carteolol hydrochloride ophthalmic solution. Nippon Ganka Gakkai Zasshi, 2013, 117（5）：419-426.

9. Pfennigsdorf S, Ramez O, von Kistowski G, et al. Multicenter, prospective, open-label, observational study of bimatoprost 0.01% in patients with primary open-angle glaucoma or ocular hypertension. Clin Ophthalmol, 2012, 6：739-746.

10. Hommer A. Combination therapy in the medical treatment of glaucoma. Klin Monbl Augenheilkd, 2013, 230（2）：133-140.

11. Seymenoğlu G, Baser EF, Öztürk B, et al. Comparison of dorzolamide/

timolol versus brimonidine/timolol fixed combination therapy in the management of steroid-induced ocular hypertension. J Glaucoma, 2015, 24 (2): 111-116.

12. Adán A, Pelegrín L, Rey A, et al. Dexamethasone intravitreal implant for treatment of uveitic persistent cystoid macular edema in vitrectomized patients. Retina, 2013, 33 (7): 1435-1440.

13. Lavik E, Kuehn MH, Kwon YH. Novel drug delivery systems for glaucoma. Eye (Lond), 2011, 25 (5): 578-586.

14. Saati S, Lo R, Li PY, et al. Mini drug pump for ophthalmic use. Curr Eye Res, 2010, 35 (3): 192-201.

15. Yang H, Leffler CT. Hybrid dendrimer hydrogel/poly (lactic-co-glycolic acid) nanoparticle platform: an advanced vehicle for topical delivery of antiglaucoma drugs and a likely solution to improving compliance and adherence in glaucoma management. J Ocul Pharmacol Ther, 2013, 29 (2): 166-172.

16. Jung HJ, Abou-Jaoude M, Carbia BE, et al. Glaucoma therapy by extended release of timolol from nanoparticle loaded silicone-hydrogel contact lenses. J Control Release, 2013, 165 (1): 82-89.

17. Jung HJ, Chauhan A. Extended release of timolol from nanoparticle-loaded fornix insert for glaucoma therapy. J Ocul Pharmacol Ther, 2013, 29 (2): 229-235.

18. 任泽钦. 青光眼局部降眼压药专家共识和一线药物的发展. 眼科, 2012, 21 (1): 11-13.

（程钢炜）

急性闭角型青光眼处理新技术

14. 急性闭角型青光眼的治疗概况

急性闭角型青光眼属于眼科急诊，发病急骤，致盲迅速，对视觉危害极大，需要尽快干预治疗以阻止青光眼性视神经损伤的进一步恶化，阻止其向慢性闭角型青光眼的进展。对于进行性房角关闭的患者和进展性视神经损伤的患者，有效控制眼压很重要。

国内外急性闭角型青光眼的传统治疗方案多为局部与全身联合用药和滤过性手术治疗。可供选择的降眼压药物，包括甘露醇等高渗剂、乙酰唑胺等碳酸酐酶抑制剂、毛果芸香碱（pilocarpine）和噻吗洛尔（Timolol）等滴眼液。对于缓解后的发作眼和对侧眼的预防性治疗，多采用周边虹膜切除术或激光周边虹膜切开术以解除瞳孔阻滞。但是，多数降眼压的药物存在不可避免的不良反应，如：碳酸酐酶抑制剂可能引起代谢性酸中毒和电解质紊乱，甘露醇在易感人群中可能诱发充血性心力衰竭等。

近年来，为了寻求对急性闭角型青光眼患者更"个体化"、更安全有效的治疗，许多学者提出了新的治疗方法，并取得了一定的临床疗效，如：氩激光虹膜成形术（通过紧缩虹膜以拉开房角，增加房水流出）、即刻前房穿刺术（迅速减少前房内房水量）、经透明角膜切口白内障超声乳化／晶体摘除术等。"激光治疗局部＋全身用药治疗"在急性房角关闭的眼压控制上显示出优越性。即刻前房穿刺术对于阻止病情发展有效，这对无条件进行激光手术的患者更为合适。白内障超声乳化或晶体摘除可以有效控制急性原发性房角关闭后向慢性房角关闭进展。本文将此类进展存在的共识与争论做简要概述，以供读者参考。

15. 前沿技术、领域、诊断的讨论与共识

观点一：氩激光周边虹膜成形术（argon laser peripheral iridoplasty，ALPI）、激光周边虹膜切开术（laser peripheral iridotomy，LPI）、药物治疗可以有效降低急性闭角型青光眼的眼压。

（1）共识

激光周边虹膜切开术（Laser peripheral iridectomy，LPI）作为治疗急性闭角型青光眼缓解后的发作眼和对侧眼的预防性治疗，其降眼压的效果得到了众多学者的认可。为了将 LPI 的降眼压效力进一步细化，Lee 等回顾性分析了 77 位急性闭角型青光眼

患者的 77 只眼的医疗记录，所有患眼的初始眼压均在 40mmHg 以上，数据显示，如果急性闭角型青光眼在出现症状 1 周内治疗，且眼压经过最大耐受药物治疗（maximum tolerable medical therapy，MTMT）后能降低 30% 以上者，应用 LPI 则易成功控制眼压。

氩激光周边虹膜成形术（ALPI）长期以来被应用在药物抵抗性急性闭角型青光眼患者中，其机械性拉开房角，降低眼内压，使眼睛在进行激光周边虹膜切开术之前安静下来。通常的做法是在最大的药物治疗失败后，再施行 ALPI。既然 ALPI 能够迅速降低几乎所有药物抵抗性急性房角关闭患者的眼压，能否应用于其他急性房角关闭患者？ Lam 等学者针对 ALPI 作为急性闭角型青光眼发作眼的即刻一线治疗的效果进行了一系列随机对照试验，结果显示 ALPI 能够在 1 小时内迅速降低急性闭角型青光眼患者的眼内压，后续研究证实，眼压下降主要归功于 ALPI 而非局部噻吗洛尔和毛果芸香碱。即刻 ALPI 的潜在优势在于缩短了高眼压的时程，故而缩小了眼内组织受损的程度，特别是视盘损伤。

（2）争论

Ramli 等在认可 LPI 和白内障摘除手术降低眼压有效果的同时，强调药物治疗能够在 12 小时之内使 76.2% 和 24 小时之内使 89.2% 的高眼压得到有效控制，是治疗亚洲人群 APAC 的安全有效的一线治疗方案。Lai 等通过对比 39 例患者的 41 只眼行 ALPI

及 32 例患者 38 只眼行药物治疗后发现：在 APAC 治疗中，激光虹膜成形术与药物治疗之间在平均眼压控制和抗青光眼药物需求量上无显著的统计学差异。而 Fu 等研究则显示：ALPI 和 LPI 可降眼压，但效力较药物低。

（3）需要讨论的论点

Jia-Kang 报道，一位 70 岁的老年女性患者左眼急性发作青光眼，行双眼 LPI。9 年后因双眼白内障就诊，双眼散瞳后 2 小时，左眼再次发生急性闭角型青光眼大发作。有报道激光虹膜打孔后再次急性闭角型青光眼发作的原因常是激光孔偏小，因此要求打孔直径为 150 ~ 200μm，但本例患者激光孔直径 500μm，仍然发生了急性闭角型青光眼大发作。提示我们注意是否需要联合患眼房角解剖结构进一步筛选 LPI 治疗人群？

对于 ALPI，有学者统计，ALPI 存在并发症，如：角膜烧灼、角膜内皮损伤及虹膜萎缩等。同时，Laurence 等统计了 60 位单眼发作的急性闭角型青光眼患者，发现预防性的 LPI 激光伴发显著的白内障进展，主要以后囊下区域为主。因此，ALPI 作为急性闭角型青光眼缓解后的发作眼的一线治疗方案和对侧眼的预防性治疗是否可靠，仍需进一步临床支持。

观点二：急性闭角型青光眼发作期行前房穿刺。

（1）共识

当激光虹膜成形术无法实施时，立刻行前房穿刺可以快速降低 APAC 眼压，穿刺后角膜清亮，激光虹膜打孔得以实施。"前房穿刺＋系统用药"较传统药物治疗降压幅度更大。为了长久降眼压，穿刺过后仍然有必要应用传统药物。Chieh-Feng 等研究发现：当急性闭角型青光眼患者初始眼压高于 60mmHg 且甘露醇应用禁忌时，前房穿刺是唯一之选。试验显示前房穿刺可以快速稳定前房，还可以快速减少角膜水肿，促进早期施行 LPI。

（2）争论

眼压高于多少时施行前房穿刺？ Chieh-Feng 的研究显示，在急性闭角型青光眼初始眼压位于 45～60mmHg 的患者中，前房穿刺作为首选治疗，较静脉滴注甘露醇能更快地稳定眼前段症状。初始眼压≥ 60mmHg、甘露醇禁忌时，前房穿刺为首选。

放液量为多少？穿刺后的目标眼压为多少？ Chieh-Feng 的数据显示，前房穿刺可以在 2 小时之内迅速控制眼压。前房穿刺液的体量决定了眼压下降的幅度。建议 45～50mmHg 眼压患者放液 0.05ml，50～60mmHg 眼压患者放液 0.1ml。而 Xuejiao 等根据临床经验，建议将目标眼压设在 20～30mmHg，与初始眼压无关。穿刺过程中的临床指证为：眼压下降时角膜清亮，镊子轻压有凹陷，这意味着眼压在 20mmHg 左右。

（3）需要讨论的观点

穿刺后的 BCVA 恢复程度与哪些因素有关？ Chieh-Feng 等的试验数据显示，穿刺组与甘露醇组 BCVA 预后无显著差异，但急性 APAG 疾病程度不同，其视力恢复有所不同：轻度、中度 APAG 患者前房穿刺后 2 周内视力恢复较甘露醇组好，但初始眼压＞ 60mmHg 的重度急性 APAG 患者，前房穿刺组的视力恢复明显低于甘露醇组。

其余需要探讨的还有穿刺后目标眼压为多少？有创操作后的辅助治疗为何？眼压骤降后并发症、脉络膜上腔出血、有全身性疾病的患者该如何治疗等问题。

观点三：白内障超声乳化手术治疗联合白内障的急性闭角型青光眼。

（1）共识

经透明角膜切口的白内障超声乳化手术有助于减少抗青光眼药物的应用。Lim 等研究发现，与对照眼相比，APAC 眼具有较浅的前房，晶体位置靠前，较少的皮质不透明度。因此"白内障摘除＋ IOL"可以有效解除以上不利因素。相对于慢性房角关闭，最初用于控制短期眼压的白内障超声乳化手术，在急性房角关闭中更加有效，特别是 PAS ＞ 180°的急性房角关闭。Clement 等研究发现，单纯白内障超声乳化手术相比联合手术，可获得更开放的房角范围和更深的前房深度。Husain 等从 135 例急性闭角型青光眼患者中甄选出 37 例合并白内障的急性原发性房角关闭，其入选标准为初始药物治疗 24 小时内眼压降为 30mmHg 或以下、由于晶体混浊导致最佳矫正视力≤ 0.4（6/15）的患者，随机分为 LPI 组和"白内障摘除＋ IOL 植入术"组，随访 2 年，研究发现：在药物将 APAC 眼压降低后的 5 ～ 7 天内行"白内障超声乳化吸除术＋ IOL 植入术"的合并白内障的

APAC 患者，2 年后眼压控制失败的概率较 LPI 低。同时，研究发现，两组患者在执行操作的前后，其角膜内皮计数（CECC）变化均无统计学上的显著差异，且 PAS 的程度明显下降，P 值均＜ 0.001，与 Sun 等发现的结果相类似。根据这一结果得出结论：与 LPI 相比，白内障超声乳化吸除术联合人工晶体植入术可以导致前房加深，且这种联合作用并非单纯的前房角开放，最终导致更好的控制眼压。Lam 等在急性房角关闭控制后行手术或 LPI，得出结论：早期行白内障超声乳化吸除术较 LPI 在阻止眼压升高方面显示出有效性。Su 等研究显示，在急性闭角型青光眼联合白内障的患者中，首选白内障超声乳化吸除术手术效果好。Masamoto 等的研究表明，白内障超声乳化吸除术联合晶体植入，减少了抗青光眼药物的应用。

白内障超声乳化术前、术中需联合糖皮质激素。多数学者支持术前局部应用激素用于控制炎症。由于会发生过多过重的术后炎症反应，亦有学者建议术中结膜下注射糖皮质激素会有帮助。

（2）争论

白内障超声乳化吸除术的时机？是否等眼压控制后再手术？麻醉方式为何？ Dennis 在研究中提出，在确诊 APAC 但未行激光虹膜打孔治疗的 7±3 天后执行白内障超声乳化吸除术，前房常较浅，常见后粘连，瞳孔难以完全扩大；虹膜常有萎缩、缺乏张力；常见角膜上皮水肿，晶状体悬韧带亦较正常人脆弱。如果患眼充血，角膜水肿，瞳孔不能充分散大，此时行手术是不适宜的。合并浅前房时整体手术风险会更高，且此类患者对手术疼痛更加敏感，可能是反应性炎症的结果。此类患眼手术时选择表面麻醉不合适，故强调局部麻醉而不是表面麻醉，因为此类患眼对疼痛更敏感，而且如果术前术后不强化抗炎药物治疗，术后炎症反应更重。Dennis 总的观点是确诊 APAC 后行白内障超声乳化吸除术是可行的，但是依赖于技术，且并非无风险性。更好的建议是确诊 APAC 之后 4 周，当眼部问题得到充分控制，眼压不再升高时再实行手术。

但是并非所有急性闭角型青光眼患者的眼压在白内障手术前均能良好控制，Zhang 等在 18 位急性闭角型青光眼患者中给予 2 ～ 3 种药物联合用药以控制眼压。数据显示，在白内障超声乳化吸除术前，9 人眼压在 20mmHg 以下，9 人眼压在 20mmHg 以上，2 人眼压在 40mmHg 以上。行表面麻醉下标准透明角膜切口白内障超声乳化吸除术，18 人在表面麻醉下行白内障超声乳化吸除术联合 IOL 植入，某些高眼压患者术中角膜仍有水肿。结果显示，术后所有患者角膜清亮，入院时 APAC 患者平均初始眼压 48.3mmHg，药物治疗后降低至 23.3mmHg 再行手术，白内障超声乳化吸除术后平均眼压降低了 9mmHg（22.8mmHg ～ 13.8mmHg）。

术后炎症反应轻重不同？Yoon 等提出在其研究中，所有手术眼术后眼压均控制在 21mmHg 以下，其中 7 例（70%）不需联合药物控制，9 例术后 BCVA 提高。并发症为 2 例短暂眼压升高，4 例渗出膜。结论显示，白内障手术有助 APACG 控制眼压提高视力，但因其术后并发症较多，术后随访很重要。

也有一些术后反应较少的案例提供：Jia-Kang 等对一例患者经药物控制眼压后表面麻醉下手术，结果显示无明显炎症反应，术后随访 3 月，无高眼压反弹。

（3）需要讨论的观点

尽管许多学者认为早期行白内障超声乳化手术有利于 APAC 房角进行性关闭，但针对何种程度的白内障符合超声乳化吸除术的手术指证，且经药物控制到怎样的标准方可行白内障手术？目前尚未有明确的指导意见或共识，仍需临床支持。

近年来关于脉络膜在急性闭角型青光眼发作中是否起作用，一直有不同的学术观点。 Kumar 等研究发现 25% 的急性闭角型青光眼存在着葡萄膜渗漏，但目前我们还不知道葡萄膜渗漏到底是急性闭角型青光眼发作的原因还是结果。张秀兰等研究证实急性闭角型青光眼的发作眼，脉络膜厚度高于未发作的对侧眼，但该研究仅发现急性闭角型青光眼的发作眼比对侧眼轻度增厚，并不具有统计学意义，然而王亚星等研究者发现，暗室激发试验后，当眼压升高时脉络膜厚度降低。所以脉络膜在闭角型青光眼发作中到底起何作用还需要青光眼学者进一步探讨。

参考文献

1. Ramli N, Chai SM, Tan GS, et al. Efficacy of medical therapy in the initial management of acute primary angle closure in Asians. Eye (Lond), 2010, 24 (10): 1599-1602.

2. Fu J, Qing GP, Wang NL, et al. Efficacy of laser peripheral iridoplasty and iridotomy on medically refractory patients with acute primary angle closure: a three year outcome. Chin Med J (Engl), 2013, 126 (1): 41-45.

3. Yang X, Su W, Wang M, et al. Effect of anterior chamber paracentesis on initial treatment of acute angle closure. Can J Ophthalmol, 2013, 48 (6): 553-558.

4. Tham CC, Leung DY, Kwong YY, et al. Effects of phacoemulsification versus combined phaco-trabeculectomy on drainage angle status in primary angle closure glaucoma (PACG). J Glaucoma, 2010, 19 (2): 119-123.

5. Husain R, Gazzard G, Aung T, et al. Initial management of acute primary angle closure: a randomized trial comparing phacoemulsification with laser peripheral iridotomy. Ophthalmology, 2012, 119 (11): 2274-2281.

6. Sun X, Liang YB, Wang NL, et al. Laser peripheral iridotomy with and without iridoplasty for primary angle-closure glaucoma: 1-year results of a randomized pilot study. Am J Ophthalmol, 2010, 150 (1): 68-73.

7. Su WW, Chen PY, Hsiao CH, et al. Primary phacoemulsification and intraocular lens implantation for acute primary angle-closure. PLoS One, 2011, 6 (5): e20056.

8. Kumar RS, Quek D, Lee KY, et al. Confirmation of the presence of uveal effusion

in Asian eyes with primary angle closure glaucoma:an ultrasound biomicroscopy study. Arch Ophthalmol，2008，126（12）：1647-1651.

9. Wang W, Zhou M, Huang W, et al. Does acute primary angle-closure cause an increased choroidal thickness? Invest Ophthalmol Vis Sci. 2013，54（5）：3538-3545.

10. Zhou M, Wang W, Huang W, et al. Is increased choroidal thickness association with primary angle closure? Acta Ophthalmol，2014，92（7）：e514-e520.

11. Wang YX, Jiang R, Ren XL, et al. Intraocular pressure elevation and choroidal thinning. Br J Ophthalmol，2016，100（12）：1676-1681.

（牟大鹏）

先天性青光眼手术治疗进展

16. 先天性青光眼手术的概述

先天性青光眼（congenital glaucoma）是最主要的儿童致盲性眼病之一，是由于胚胎发育异常，房角结构先天异常导致房水排出障碍所引起的青光眼。

国际上统称为发育性青光眼（developmental glaucoma），分为 3 类：①原发性先天性青光眼（primary congenital glaucoma）：限定为仅因小梁网发育异常而导致的青光眼，不伴有其他引起眼压升高的眼部异常或疾病。②青光眼伴眼部或全身先天异常。③继发于其他眼部疾病的青光眼，如炎症、外伤或肿瘤等。我国根据中华医学会第二届全国眼科学术会议通过的青光眼分类方法（1979 年），将先天性青光眼分为原发性婴幼儿型青光眼（primary infantile glaucoma）、青少年型青光眼（juvenile glaucoma）、合并其他先天异常的青光眼（glaucoma associated with developmental disorders）三大类。其中原发性婴幼儿型青光眼最为多见。因为3岁以后不再会因眼压升高而导致眼球增大，所以将3岁作为婴幼儿型青光眼和青少年型青光眼的分界线。

虽然先天性青光眼存在极少数患儿可自行缓解的情况，但绝大部分患儿一旦患病，如不进行治疗，最终可致盲，故先天性青光眼一旦确诊，应立即给予药物及手术治疗。与成人青光眼不同，先天性青光眼药物治疗仅能作为辅助的治疗方法，手术成为先天性青光眼的首要治疗方法，原则上来说，一经明确诊断就应及早采取手术治疗。先天性青光眼的手术方式较多，如传统的房角切开术、小梁切开术、房水引流物植入术、睫状体破坏性手术等。近年来，随着新技术的不断发展，如小梁切开仪及眼内窥镜技术的临床应用、360°小梁切开术的开展等，这些创新的手术方式突破了传统手术方式的限制，扩大了经典手术方式的适用范围，并取得了较好的疗效。本书将对先天性青光眼手术方式的新进展进行综述，并对存在的争论做简要概述，以供读者参考。

17. 先天性青光眼手术的前沿技术、讨论与共识

观点一：前房角切开术（又称内路小梁切开术）能有效控制眼压，但要求角膜清亮，故手术具有一定的限制性。借助小梁切开仪（Trabectome）可以更精确地进行房角切开。内窥镜下的前房角切开术可用于角膜混浊者。

（1）共识

目前国内外研究报道，前房角切开术的手术成功率为77%～86%，但是由于角膜水肿而不能进行房角镜操作，故手术具有一定的限制性。

Trabectome（美国 NeoMedix 公司）是美国 2004 年上市的、一种可应用于开角型青光眼进行房角切开手术的设备，设备含有一个集灌注、吸引及电熔为一体的手柄及控制手柄的脚踏板。设备可以精确地进行房角切开，最大限度地保护周边组织，使术中眼压稳定下降，减少前房积血的可能性。这项技术可应用于先天性青光眼患儿，大大提高了其手术的安全性，但仍受限于角膜的清亮程度。Don 等应用 Trabectome 对包括先天性青光眼患儿在内的开角型青光眼患者（101 只眼）施行内路小梁切开术，随访发现术后眼压可下降约 40%，成功率为 84%，认为 Trabectome 是又一有效的开角型青光眼的治疗方法，且这种方法不会影响后续治疗的手术操作。Maeda 等对 69 例开角型青光眼患者（80 只眼）进行了为期 6 个月的随访研究后，认为 Trabectome 是一种安全有效的青光眼治疗方法。

内窥镜技术的问世在医学史上具有划时代的意义。眼部内窥镜技术可帮助术者在角膜水肿混浊的情况下进行房角切开术，即内窥镜下前房角切开术。该手术由角膜缘入路，在直视下进行，准确定位，避免了因盲目操作对周围组织的损伤，且可重复性强、创伤小。此项技术治疗先天性青光眼是有效的，尤其是伴有角膜混浊的病例。Medow 和 Sauer 于 1997 年就曾报道过应用内窥镜技术辅助进行房角切开手术。Kulkarni 等对有晶状体眼先天性青光眼患儿的 14 只眼进行了内窥镜下房角切开手术，手术在强力缩瞳下进行以防止对于晶状体的损伤，术后成功率为 42.9%（6/14），14 只眼中 3 只合并先天性无虹膜的术眼发生晶状体混浊。

（2）争论及需要讨论的观点

Trabectome 技术可以用于先天性青光眼，但要求角膜清亮，因此和传统的房角切开术一样具有一定的限制性。此外，Trabectome 会引起前房积血；由于术后仅能将眼压下降约 30%，故对于应达到较低靶眼压的晚期青光眼患者不适宜单独使用。

研究认为，内窥镜下前房角切开术对于先天性青光眼的眼压控制具有潜在的发展可能，但其安全性仍待进一步的研究。内窥镜下前房角切开术仅适用于无晶状体眼或人工晶状体眼患者，对于有晶状体眼患者的使用需谨慎，术中应防止对晶状体的损伤，目前大部分学者不建议应用于有晶状体眼者。

观点二：外路小梁切开术能有效控制眼压，仍作为临床上治疗先天性青光眼的首要手术方法。改良的 360° 小梁切开术提高了手术疗效。

（1）共识

外路小梁切开术疗效肯定，与房角切开术相比，小梁切开术操作相对简便，术中不需要特殊的前房角镜，不要求角膜的透明性。

随着改良的外路小梁切开术的发展，此手术成功率及长期疗效均得到了较大提高。Sarkisian 和 Sahzmann 等均曾报道过改良的 360°小梁切开术（应用小梁切开刀切开 360°小梁网）优于经典的常规外路小梁切除术，其术后眼压下降幅度更为明显。360°小梁缝线切开术（360-degree suture trabeculotomy）是外路小梁切开术的又一改良术式，有报道证实 360°小梁缝线切开术是治疗先天性青光眼的有效方法，其成功率为 87%～92%。Beck 等对 33 例难治性或合并眼部其他异常的先天性青光眼患者（45 只眼）进行了 360°小梁缝线切开术，随访 6 个月手术成功率可达 87%，随访 2 年后成功率仍可达到 58%，他们认为，360°小梁缝线切开术对于预后差及合并眼部其他异常的先天性青光眼患儿可达到满意的治疗效果，但同时也承认其长期疗效仍待观察。王宁利教授近年来在粘小管成形术（canalplasty）基础上开展了改良的 360°小梁切开术，应用于先天性青光眼及开角型青光眼，也取得了较好的疗效。

（2）争论及需要讨论的观点

无论是传统的还是改良的小梁切开术，都需要在术中准确找到 schlemm 氏管，并保证能将小梁切开刀或缝线等切开器械插入 schlemm 氏管内。在角膜缘边界不清、结构改变、Schlemm 管变形、发育异常或缺损等情况下寻找 Schlemm 管较为困难，或者能够找到 schlemm 氏管但无法插入切开器械，使得小梁切开术成功率及推广率受到一定影响。

许多学者认为，外路小梁切开术与前房角切开术在治疗先天性青光眼患者的成功率相似，但有部分学者报道在发病早期，小梁切开术对于先天性青光眼的治疗要优于前房角切开术。Girkin就曾报道过在1年的随访中发现，小梁切开术的成功率（91.6%）要高于前房角切开术（53.8%）。Maria也报道过360°小梁缝线切开术的成功率（92%）及术后视力均优于前房角切开术（58%）。

观点三：大多数学者不建议将小梁切除术作为先天性青光眼的首选治疗方式。术中联合使用抗代谢类药物可以增加手术成功率。小梁切除联合小梁切开手术是否优于单独施行的小梁切开术一直存在争议。

（1）共识

由于先天性青光眼患者年龄小，肥厚的眼球筋膜鞘（sheath of eyeball）和婴幼儿成纤维细胞增长活跃，增殖能力强，会导致先天性青光小梁切除术后滤过通道瘢痕化，使手术成功率下降，大多数学者不建议将它作为先天性青光眼的首要治疗方式。

近年来，为提高手术的成功率，术中多联合使用抗代谢类药物，如丝裂霉素C或5-氟尿嘧啶，放置于结膜下及巩膜瓣下，以抑制成纤维细胞的增生，但这项操作同时也增加了包括眼内炎、出血、浅前房、角膜上皮损伤、薄壁滤过泡、滤过泡漏、眼内毒性反应等并发症的发生率。目前常用丝裂霉素C浓度的为0.2～0.5 mg/mL，放置时间在2～5分钟不等。由于抗代谢类药物可能存在不良反应，剂量浓度及放置时间无严格标准，对患儿手术的长期安全性尚不能肯定，故联合使用时应严格掌握其适应证，寻求最少有效药物剂量及最佳给药方法来提高其手术的成功率，降低不良反应。

（2）争论及需要讨论的观点

小梁切除联合小梁切开手术是否优于单独施行的小梁切开术，一直是众多学者不断探讨的问题。理论上来说，联合手术更符合先天性青光眼的病理特点，双重作用增加了降眼压的强度，但多项临床研究表明两种术式的手术成功率无明显差异。

究竟小梁切除联合小梁切开手术适用于哪些先天性青光眼患儿，是否可作为首选的治疗方法，目前尚无定论。Mandal 等提议将小梁切除联合小梁切开手术作为治疗角膜直径 ≥ 14 mm 的发育型青光眼的首要治疗方法。Al-Hazmi A 等对于不同严重程度的先天性青光眼患者分别进行房角切开手术、小梁切开手术及小梁切开联合小梁切除手术，对比发现轻度组 3 种手术方式的手术成功率均在 81%～100%，中度组手术成功率分别为 13%、40% 和 80%，而重度组仅进行了小梁切开手术及小梁切开联合切除手术，手术成功率分别为 10% 和 70%。他们认为手术方式的选择应根据患病严重程度来拟定，联合手术更适用于程度较重的先天性青光眼患者。

除小梁切开手术及小梁切开联合切除手术外，国内外还有非穿透小梁切除联合小梁切开手术应用于先天性青光眼的报道，随访 9 年报道的手术成功率为 52.3%。

观点四：引流物植入手术不作为治疗先天性青光眼的首选治疗方法，仅应用于房角切开手术、小梁切开手术或小梁切除手术失败者。

（1）共识

有研究对房角手术失败的先天性青光眼患儿进行了引流物植入手术，随访 1 年的手术成功率可达 80%，但随着随访时间的延长手术成功率下降。手术成功率下降的原因可能是由于植入物周围纤维包裹、眼内组织嵌顿引流管等原因引起的。

针对先天性青光眼患儿的临床特点，近年来引流物植入手术也进行了相应的改良。为减少术后阀门或引流管的移位、回退和腐蚀等并发症的发生，术中可着重将引流盘和引流管牢牢固定于巩膜上，同时应用异体心包膜、巩膜、筋膜或角膜行引流管覆盖术以减少术后引流管腐蚀发生的可能性。对于已预测到术后低眼压、浅前房可能性大的患儿，可在术毕前房注入少量 SF6 以维持前房深度。

（2）争论及需要讨论的观点

随着技术的不断发展，成年人青光眼的引流物植入手术，还有 Golden Ring、EX-PRESS、Microfistula Tube 等问世，有报道其远期疗效可达 80%，但是否可以应用于先天性青光眼的治疗，目前尚未见报道。

观点五：睫状体破坏性手术可作为治疗先天性青光眼的最

后选择，内镜下睫状体光凝是治疗先天性青光眼的可行手术方法之一。

（1）共识

睫状体破坏性手术主要包括睫状体冷凝术及睫状体光凝术（经巩膜 YAG 激光光凝、经巩膜二极管光凝及内镜下二极管光凝术）。

近年来，发展迅速的内窥镜技术已应用于睫状体破坏性手术。内窥镜下二极管光凝术可以较直观地观察睫状突，准确定位，精确地进行能量释放，可以应用于无晶状体眼或人工晶状体眼患儿。Neely 和 Plager 对 29 例（36 只眼）病程长达 6 年以上的先天性青光眼患者进行了内窥镜下睫状体光凝手术，手术可将眼压下降约 30%，单次手术成功率为 34%，9 只眼经过多次睫状体光凝术后眼压也可降至正常，最终的手术成功率为 43%，4 例无晶状体眼患者发生了视网膜脱离（detachment of retina）（2 例）、眼压过低（1 例）及进行性视力丧失（1 例）的并发症。Carter 等也报道了对 34 只无晶状体眼或人工晶状体眼青光眼患者进行内窥镜下睫状体光凝术，报道的最终手术成功率为 53%。

（2）争论及需要讨论的观点

睫状体破坏性手术操作不复杂，但并不是一个简单的手术。其手术结果的不可预测性大，术中、术后炎症反应较严重，且存在损害视力甚至视力丧失、眼球萎缩的可能。此外，先天性青光眼患者眼球增大，角巩膜缘扩张移行，若实施经巩膜二极管光凝术时准确定位睫状体的位置比较困难，且巩膜薄者术后有发生巩膜葡萄肿的风险。因此，睫状体破坏性手术仍需审慎选择，应作为最后的术式选择。

综上所述，随着新技术、新设备的发展，近年来，先天性青光眼的手术治疗也有很多新的进展。Trabectome、360°小梁切开术、抗代谢类药物的应用等术式的改良或创新在一定程度上提高了手术的成功率及长期疗效。内窥镜下房角切开术和睫状体光凝术的应用突破了原有术式的局限性，使原有手术操作更为精准，提高了疗效和安全性。异体心包膜、巩膜、筋膜或角膜在引流物植入手术中的应用及 SF6 注入前房这些改良的操作减少了术中、术后并发症的发生。

治疗方式的学术争鸣从来没有停止过，这些改良与创新的手术方式，在临床上应根据患者的发病原因、病情严重程度等不同情况进行个体化的选择，在合适的手术时机进行手术，为先天性青光眼患儿的视功能保留和发展创造最大可能。

参考文献

1. Yeung HH, Walton DS. Goniotomy for juvenile open-angle glaucoma. Journal of Glaucoma, 2010, 19 (1)：124.

2. Bowman RJ, Dickerson M, Mwende J, et al. Outcomes of goniotomy for primary congenital glaucoma in East Africa. Ophthalmology, 2011, 118 (2)：236-340.

3. Pantcheva MB，Kahook MY. Ab interno trabeculectomy. Middle East Afr J Ophthalmol，2010，17（4）：287-289.

4. Minckler D，Baerveldt G，Ramirez MA，et al. Clinical results with the Trabectome，a novel surgical device for treatment of open-angle glaucoma. Trans Am Ophthalmol Soc，2006，104：40-50.

5. Maeda M，Watanabe M，Ichikawa K. Evaluation of trabectome in open-angle glaucoma. J Glaucoma，2013，22（3）：205-208.

6. Kulkarni SV，Damji KF，ournier AV，et al. Endoscopic goniotomy：early clinical experience in congenital glaucoma. J Glaucoma，2010，19（4）：264-269.

7. Sarkisian SR Jr. An illuminated microcatheter for 360-degree trabeculotomy [corrected] in congenital glaucoma：a retrospective case series. J AAPOS，2010，14（5）：412-416.

8. Saltzmann RM，Reinecke S，Lin X，et al. Long-term outcomes of a pseudo 360-degree trabeculotomy ab externo technique for congenital glaucoma at children's medical center. Clin Ophthalmol，2012，6：689-698.

9. Beck AD，Lynn MJ，Crandall J，et al. Surgical outcomes with 360-degree suture trabeculotomy in poor-prognosis primary congenital glaucoma and glaucoma associated with congenital anomalies or cataract surgery. J AAPOS，2011，15（1）：54-58.

10. Girkin CA，Rhodes L，McGwin G，et al. Goniotomy versus circumferential trabeculotomy with an illuminated microcatheter in congenital glaucoma. J AAPOS，2012，16（5）：424-427.

11. Essuman VA，Braimah IZ，Ndanu TA，et al. Combined trabeculotomy and trabeculectomy：outcome for primary congenital glaucoma in a West African population. Eye (Lond)，2011，25 (1)：77-83.

（乔春艳　王　涛）

糖皮质激素性青光眼

18. 糖皮质激素性青光眼的概述

1949 年，糖皮质激素（glucorticoid，GC）可的松首次应用于临床，被用于治疗类风湿性关节炎。此后，糖皮质激素作为抗炎、抗休克药物和免疫抑制剂被广泛应用于临床。糖皮质激素在发挥治疗作用时也可引起明显的眼部甚至全身的不良反应及并发症。其中，糖皮质激素引起的眼压增高是最常见的不良反应，严重的可导致激素性青光眼（glucocorticoid induced glaucoma，GIG）。1950 年，McIean 等首先描述了系统性使用促肾上腺皮质素能导致眼内压升高，1954 年，Francois 报告首例因春季卡他性结膜炎局部持续滴用可的松 3 年，双眼发展为开角型青光眼的病例，提出糖皮质激素性青光眼的概念。近年来，由于屈光手术、内眼手术后常规抗炎疗法的广泛使用及玻璃体腔内注射曲安奈德治疗黄斑水肿等新技术的应用，激素性青光眼的发病率呈逐年上升的趋势，引起了广大眼科医生的关注。

糖皮质激素性青光眼是指因全身或局部应用糖皮质激素而继发的青光眼，表现为典型的高眼压性开角型青光眼的特征。糖皮质激素性青光眼是一种药源性青光眼，其发生隐匿，且常常由于原发疾病症状的掩盖或无症状的慢性高眼压等多种原因，不易被患者察觉，易造成误诊和漏诊，最终导致严重的视功能损害。同时作为一种医源性青光眼，又是所有青光眼疾病中唯一可以预防和人为干预的。因此，加强对糖皮质激素性青光眼的认识对于眼科医生极为重要。

19. 糖皮质激素青光眼的发病机制

（1）糖皮质激素性青光眼发病机制的经典理论

糖皮质激素性青光眼的发病机制至今尚未明确，但可以明确的是其致病的主要病理基础是异常敏感的房水流出通道阻力增加。目前被大家所广泛接受的学说包括：①黏多糖学说：糖胺多糖正常时少量存在于房角小梁的细胞间质中，可被透明质酸酶水解。糖皮质激素可稳定小梁细胞的溶酶体膜，抑制透明质酸酶的释放，导致聚合形式的糖胺聚糖增加，引起小梁组织生理性水肿，阻碍房水流出，使眼压升高。②吞噬细胞学说：小梁内皮细胞有吞噬功能，可帮助清除房水中的碎屑。糖皮质激素抑制了小梁网内皮细胞的吞噬功能，导致房水中的碎屑沉积于小梁，妨碍房水的流出。③遗传学说：患者对糖皮质激素的反应是由遗传基因决定，为常染色体单基因遗传机制，且与决定激素反应和开角型青光眼的基因有密切联系。临床上发现原发性开角型青光眼中激素高反应者的阳性率高达 90%，而激素高反应者发生 POAG 的危险性也远高于正常人。

（2）糖皮质激素性青光眼发病机制的研究进展

①糖皮质激素对小梁网的作用。关于这方面的研究可以分为三大类：糖皮质激素可以诱导小梁网在显微结构方面发生生理性和机械性改变；引起小梁网基质沉积的增加，从而减少房水流出；通过抑制蛋白酶和小梁网上皮细胞的吞噬作用而导致小梁网基质分解的减少。小梁网显微结构方面的改变可能会引起房水流出能力的下降和眼压的增高。Clark 等研究发现，糖皮质激素诱导小梁细胞微丝微管改变：小梁网细胞经 GCs 诱导，其内部的肌动蛋白张力丝发生了重组，形成交叉连接的肌动蛋白网（cross-linked actin networks，CLANs）结构。后者的形成和发展明显增加了微丝的稳定性，从而增加了小梁细胞骨架的稳定性、小梁细胞间及小梁细胞与基质的黏附，从而影响小梁细胞的迁移、吞噬及细胞形态和动力学。在灌注培养的人眼中，发现糖皮质激素处理会产生类似的改变，并且和流出阻力的增加有关。

皮质类固醇可增加细胞外基质在小梁网的沉积，从而导致房水流出不畅。Wilson 等研究发现皮质类固醇增加培养的小梁网细胞氨基葡聚糖、弹力蛋白、纤维连接蛋白的产量，而氨基葡聚糖的沉积延长了激素的长期效应。Lerner 等发现在激素诱导下，氨基聚糖（黏多糖）的组成发生改变：硫酸软骨素的增加和透明质酸盐（hyaluronic acid，HA）的沉积减少，致使胶原和蛋白聚糖可黏附于小梁网上，进而可能阻塞房水流出途径。

流出能力的下降也可能是由于小梁网降解细胞外基质能力的下降所致。基质金属蛋白酶（matrix metalloproteinase，MMP）和组织金属蛋白酶抑制剂（tissue inhibitor of metalloproteinase，TIMP）是维持组织 ECM 成分合成降解平衡的重要因素，MMP 与 TIMP 的平衡失调是导致多种疾病的病理学机制。研究表明，在人眼小梁网及葡萄膜、巩膜房水外流通路有 MMP 及 TIMP 的表达，MMP 的表达降低可能是导致开角型青光眼小梁网堵塞的原因之一。有文献显示，地塞米松处理后小梁细胞纤维连接蛋白、层粘连蛋白等 ECM 成分明显增高，加之 MMP 的表达降低，导致 ECM 大量堆积，造成房水流出阻力增大，最终导致激素性青光眼的发生。

②糖皮质激素受体。近年来，糖皮质激素受体（glucocorticoid receptor，GR）与细胞对激素敏感性的关系引起关注。糖皮质激素受体与甲状腺激素受体，维 A 酸受体、性激素受体一样，属于核激素受体超家族成员，这类受体属于一种配体依赖的转录活化因子。糖皮质激素通过与 GR 结合，并从细胞质转运至细胞核，进而通过其下游的多种径路促进或抑制靶基因的表达而发挥其生理作用。

目前的研究发现，GR 主要存在 GR_α 和 GR_β 两种亚型，两者为 GR 基因同一转录产物通过不同的剪切方式剪切的结果。

GR$_α$ 在绝大多数细胞系和所有真核细胞中均有不同程度的表达，在绝大多数细胞中含量远远超过 GR$_β$，且糖皮质激素主要通过结合 GR$_α$ 来发挥作用，因此对于 GR$_α$ 研究较多。研究发现 GR$_α$ 主要由 3 个功能区组成：羧基端的 GC 结合区，除与激素及其拮抗剂米非司酮结合外，与 GC 复合体组装相关的伴侣蛋白如 Hsp90 等也结合在该区，参与 GR 的核转位及与核因子活化 B 细胞 κ 轻链增强子（nuclear factor kappa B，NF-$_κ$）或转录调节因子激活蛋白 -1（activating protein 1，AP-1）的相互作用；中央区的 DNA 结合区，参与结合 DNA，核转位及受体二聚体的形成；氨基端的转录活化区，可与其他核转录调节因子相互作用。GR$_α$ 在未结合激素时处于非活化状态，与 2 个 Hsp90、1 个 Hsp70 及其他几种伴侣蛋白分子结合，以大型多蛋白复合物的形式存在于胞质中，结合激素后产生构型的变化，并与这些伴侣蛋白分离，进入细胞核，二聚化后以同型二聚体的形式与位于激素敏感性基因转录调节区的激素反应原件（glucocorticoid responsive elements，GRE）或负性 GRE（negative GRE，nGRE）结合，与基础转录结构联络，进而促进或抑制有关 GRE 的依赖性基因表达。

近年来 GR$_β$ 的研究才开始受到关注。1995 年，Bamberger 等将 GR$_α$ 和同浓度的 GR$_β$ 共同转染至 COS-7 细胞，结果发现 GR$_β$ 呈浓度依赖关系，抑制 GR$_α$ 与靶基因上 GRE 的连接能力，说明

GR_β 能够拮抗 GR_α 介导的 GC 生物学效应，并首次提出"GR_β 是一种内源性 GC 效应的拮抗因子"的观点。然而，GR_β 对 GR_α 主导抑制作用的机制迄今尚不清楚，目前认为其作用机制可能包括以下几个方面：通过共有的 DBD 与 GR_α 竞争 GRE 的结合位点；与 GR_α 形成异型二聚体；通过竞争性结合转录激活因子 AP-1，使 GR_α 与之隔离，从而影响 GR_α 的转录调节作用等。何种机制参与作用取决于与 GR_α、GR_β 结合的靶组织及激活因子。目前，对于 GR_β 的研究刚刚起步，对其功能和机制的研究仍存在争议，尚需要新的证据加以阐明。

小梁组织中的 GR 含量是反映个体对激素敏感性的重要指标，如果能根据个体对糖皮质激素的敏感性不同而进行个体化用药，将有望大大降低 GIG 的发病率。然而人活体眼小梁组织的 GR 测定非常困难，尚不具备临床可行性，有研究表明外周血淋巴细胞 GR 的表达量与小梁组织 GR 水平呈明显的线性关系，提示可以通过检测外周血淋巴细胞 GR 水平预测小梁组织 GR 水平，从而为个体化用药提供依据。

③基因研究。目前报道的相关基因有 *MYOC* 和 *ICFBP2*。此外，通过在单核苷酸多态性方面的研究证实，*SFRS3*、*SFRS5*、*SFRS9*、*FKBP4*、*FKBP5* 和 *NR3C1*，此 6 个基因与激素引起的高眼压有密切关系，但是否与其遗传性有关尚待进一步研究。

20. 激素性青光眼临床特点

（1）流行病学特点

国内多家临床报道，激素性青光眼患者多见于年青男性，男女比例约为 2：1，30 岁以下的患者约占 1/3 以上。在国外的文献中，却没有如此明显的性别差异，可能与各组研究对象入选的标准不同有关。

近年来，随着糖皮质激素的广泛使用，糖皮质激素性青光眼有逐渐增加的趋势。据统计，青光眼住院患者的构成比，已从 20 世纪 80 年代的原发性闭角型青光眼（primary angle closure glaucoma，PACG）占 80.37%，原发性开角型青光眼占 8.18%；如今 PACG 占 55.86%，POAG 占 19.25%，糖皮质激素性青光眼占 4.35%。

不同个体对糖皮质激素的升高眼压作用的反应不同。早在 20 世纪 60 年代，Armaly 根据人群对糖皮质激素的反应将其分为 3 类：①高敏感者，系指局部应用糖皮质激素 4 ～ 6 周后眼压升高超过了 15mmHg 且其眼压峰值＞ 31mmHg 者，约占正常人群的 4% ～ 6%。②中等敏感者，系指局部应用糖皮质激素 4 ～ 6 周后眼压升高了 6 ～ 15mmHg，眼压峰值 21 ～ 30mmHg，约占正常人群的 1/3。③无反应者或低敏感者，系指局部应用糖皮质激素 4 ～ 6 周后眼压升高＜ 6mmHg，眼压峰值≤ 20mmHg，约占人群的 2/3。他认为个体对激素的不同敏感性是由于遗传因素所导致的。有研究显示，18% ～ 36% 的人在局部使用糖皮质激素后，眼压升高可达 5mmHg，甚至更高。5%～6%的正常人和 46%～92%的 POAG 患者，局部使用糖皮质激素后有潜在的致损伤性眼压升高。有人认为，对糖皮质激素的眼压反应是由遗传基因决定的，人的基因可分为糖皮质激素高反应基因 PH 及低反应基因 PL，如为 PHPH，则呈高度眼压反应；如为 PLPL，则呈低度眼压反应或无反应。66%～70%的正常人为 PLPL，26%～29%为 PHPL，4%～5%为 PHPH。POAG 患者对糖皮质激素不仅特别敏感，而且几乎均为中度到高度反应。这一结果于 Armaly 的研究结论一致。

原发性开角型青光眼患者为激素性青光眼的易感人群。研究发现，原发性开角型青光眼患者中约有 5% 对糖皮质激素呈低反应，5%～10% 呈中反应，45%～90% 呈高反应。其他易感人群包括 POAG 的一级亲属，高度近视、糖尿病、结缔组织病（尤其类风湿关节炎）、外伤性房角后退等患者。

（2）激素性青光眼的临床特点

糖皮质激素性青光眼患者眼压升高发生在应用糖皮质激素的数日、数周或延迟至数年后，绝大多数于 2～6 周发生，影响 GC 诱发眼内压升高的因素包括如下问题。

① Gc 种类。Gc 的升压反应程度与药物的角膜通透性密切相关，角膜通透性越强的药物诱发高眼压的可能性越大。地塞米松、倍他米松的升眼压作用最强，泼尼松龙次之，氟米龙、可的松、氢化可的松较弱，利美索龙和甲羟松最小。近年来，一些新

型的糖皮质激素（如依碳酸氯替泼诺、瑞美松龙）被应用于临床，这些新型的糖皮质激素具有抗炎、抗过敏等作用，不良反应小，长期使用很少造成眼内压升高，是目前较为安全的眼科甾体抗炎药物。随着这些新型糖皮质激素的大量应用，也有报道依碳酸氯替泼诺同样会造成激素性高眼压症，同样需要密切关注使用后眼压的变化。

②滴眼液浓度。剂量－反应关系研究表明，升高眼压反应与所用 Gc 的浓度密切相关，降低滴眼液浓度可以大大减轻升高眼压的反应。一项荟萃分析显示，IVTA 4mg 后眼压升高的概率为 32.1%（95%CI：28.2～36.3），而 IVTA 25mg 后眼压升高的概率为 45.9%（95%CI：36.9～55.5）两者具有统计学差异。Tripathi 等在对 54 名采用口服泼尼松龙治疗炎性肠病的儿科患者的研究中发现每增加 10mg 泼尼松龙的日用量平均会升高 1.4mmHg 眼压。

③给药途径。眼科使用皮质激素的情况：眼色素膜炎、巩膜炎、间质性角膜炎、过敏性结膜炎、带状疱疹性角膜炎等炎症性疾病常在眼局部使用皮质激素，局部使用激素也用于抑制角膜移植的排斥反应，术中和术后减轻炎痛反应。眼周注射提供了长效的较高浓度的皮质激素，虽然它的抗炎作用不如眼局部使用激素，但它们联合使用有协同作用，其抗炎作用比单独在眼局部使用激素要强。球后注射能给眼后段提供高浓度的皮质激素，可持续数天，常用于治疗如后葡萄膜炎、眼内炎、脉络膜视网膜炎、

黄斑囊样水肿等。全身使用皮质激素常用于严重的眼后节炎症性疾病，如视神经炎、颞动脉炎、后葡萄膜炎和肉状瘤病等。因其他疾病使用皮质激素也可能引起眼压升高。虽然在脸部和眼周使用皮质激素常没有眼的不良反应，但也有因牛皮癣、过敏性皮炎、睑皮炎等于眼眶周围应用皮质激素软膏而致眼压升高和青光眼的病例报道，且停用药物后常不能恢复正常。鼻喷雾或吸入性皮质激素治疗，包括哮喘在内的呼吸系统疾病早已证实可使一些敏感的患者眼压升高。

近年来，由于屈光手术开展增加，术后局部使用激素导致高眼压的患者增加，因脉络膜新生血管膜、糖尿病性黄斑水肿、视网膜静脉阻塞等疾病而行玻璃体腔注射曲安奈德（醋酸曲安西龙）或者玻璃体腔内地塞米松植入物的使用越来越普及，与其相关的青光眼也越来越多。此外，内源性激素过多也可引起皮质激素性青光眼。有报道，继发于肾上腺肿瘤或肾上腺增生的 cushing's 综合征患者有高眼压，但这类患者肾上腺切除后眼压通常可恢复正常，也有极少数胸腺瘤引起的 cushing's 综合征而导致青光眼。

有关研究资料表明，眼局部应用糖皮质激素比全身应用的危险性更大，眼局部滴用糖皮质激素是患者最容易获得，但是最容易滥用的。另外，值得注意的是眼周注射，尤其是长效储存型糖皮质激素眼周注射可能是最危险的用药途径，而对滴用型糖皮质激素没有高度敏感性的患者也并不能盲目推测其对眼周或玻璃体腔内注射缓释型糖皮质激素绝对安全。

④用药次数。Ng 等给 31 例斜视儿童术后应用 0.1% 的地塞米松溶液滴眼，单眼每日滴眼 2 次，对侧眼 4 次，用药 4 周。发现眼压升高的速度、程度与滴眼次数呈正相关。

⑤用药时间。连续滴用含有糖皮质激素的眼药水 4～6 周后，会有 5%～6% 的人出现特征性的眼压升高，而连续口服糖皮质激素药物，一般 8 周以上会出现眼压升高。一项荟萃分析显示，应用 4mg 曲安奈德玻璃体腔内注射后所有合格的随机对照试验（RCT）得出的时间是术后 2～4 周出现眼压升高，眼压升高的持续时间为 1～9 个月，而达到最高眼压为第 2～12 周，返回基线眼压为注射后 4～9 个月。相对应用 20～25mg 曲安奈德玻璃体腔内注射后，第 1～9 周出现眼压升高，在第 12 周达到最高眼压，而返回基线眼压则为 5～9 个月。

玻璃体腔内注射地塞米松观察眼压升高的研究目前较少。一项研究提示，在注射地塞米松后的第 1 天即出现眼压的升高，而大约 1 个月后，眼压即降回基线。

对玻璃体腔内地塞米松植入物的升眼压的效应同样没有明确的结论。一般认为，注入后 60 天即达到眼压的最高值，大约 6 个月后，眼压降回基线。另一项对 51 眼（49 人）使用地塞米松玻璃体腔内植入物治疗黄斑水肿连续观察了 12 个月，发现有 14 眼（27%）出现显著性眼压升高，其中 3 例需服用碳酸酐酶抑制剂治疗。氟轻松（fluocinolone acetonide，FA）玻璃体腔植入物引起的眼压升高在术后 2～4 周开始发生，24～28 周达到最高，

9～12 个月降回基线。

21. 激素性青光眼的临床分型

2001 年，余敏斌等提出了将 GIG 进行分型：① Ⅰ型（GC 性高眼压）：应用 GC 时间较短，停用 GC 后眼压可恢复正常，未有青光眼性视盘和视功能损伤，随访期眼压仍维持正常。② Ⅱ型（GIG）：眼局部或全身长期应用 GC，具有类似原发性开角型青光眼的临床表现，视盘和视功能损伤程度与用药时间基本一致，多伴有后囊膜下白内障，停用 GC 后眼压不能恢复正常，需用降眼压药或滤过性手术治疗。③ Ⅲ型（GIC+ 原发性开角型青光眼）：与 Ⅱ型特点相似，但应用 GC 的时间与视盘、视功能损伤程度不一致，即用药时间短，视功能损伤重，停用 GC 后眼压不下降，甚至进行性升高。

叶天才教授建议将激素性青光眼进行如下分型：①糖皮质激素性高眼压：局部应用糖皮质激素＜ 3 个月，无青光眼性视神经损伤，无晶状体后囊膜下混浊，停药后眼压恢复正常且长期维持稳定，但如重新应用糖皮质激素则眼压再次升高。②糖皮质激素性青光眼：局部应用糖皮质激素＞ 3 个月，具有青光眼性视神经损伤，其损害程度与用药剂量及时间成正比，可伴有或不伴有后囊下混浊，停药后眼压恢复正常并长期维持稳定，若重新应用糖皮质激素则眼压再次升高。③糖皮质激素性青光眼残余期：基本情况同糖皮质激素性青光眼，但停药后眼压虽显著下降，却不能恢复到正常水平，需用降眼压药物维持或手术治疗。④糖皮质激素性青光眼联合 POAG：局部应用糖皮质激素的时间与视神经损伤不成比例，即用药时间短、剂量小，但视神经损伤严重，停药后眼压不下降或进行性升高。

我们认为，第二种分型方式更利于临床应用并指导治疗。

22. 激素性青光眼的诊断标准

GIG 诊断标准：①有明确、长期局部或全身使用糖皮质激素史。②具有类似原发性开角型青光眼的临床表现。③眼压升高的时间、幅度及视盘和视功能损害程度与糖皮质激素用量一致。④眼部可发现糖皮质激素所致的其他损害，如后囊膜下白内障。⑤排除其他继发性开角型青光眼，特别是葡萄膜炎继发性青光眼、色素性青光眼、剥脱综合征、房角后退性青光眼等。其中使用 GC 的病史和特征性的后囊膜下白内障是诊断的重要依据。

23. 激素性青光眼的鉴别诊断

典型的 GIG 的临床诊断并不困难，但由于不同患者来诊时不能提供明确的病史，同时不具备以往基础眼压及视功能等相关资料，给鉴别诊断带来一定的困难。主要需要与下列情况进行鉴别：

（1）使用 GC 的原发性开角型青光眼

这类患者使用 GC 的时间并不长，但停药后眼压仍持续升高，其视盘和视功能的损害程度与应用 GC 的量和时间并不一致，即用药时间短，视功能损害重且大多数不伴有后囊下白内障，对于这些患者，GC 可能仅是促进开角型青光眼发展的一个重要因素。

（2）葡萄膜炎继发性开角型青光眼

此症患者前葡萄膜炎的症状明显，常存在角膜透明 KP、房水闪光灯。由于常用糖皮质激素控制炎症，故葡萄膜炎继发性开角型青光眼常与 GIG 相混淆。在使用激素治疗后，如炎症反应消失，眼压仍持续升高，应考虑 GIG 的可能。若葡萄膜炎为中、重度，首先考虑葡萄膜炎继发开角型青光眼的可能，通常应增加糖皮质激素的用量，积极应用睫状肌麻痹剂等以控制炎症，同时应用抗青光眼药物治疗。

24. 激素性青光眼的治疗原则

（1）立即停用糖皮质激素滴眼液，若为长期或高剂量使用的患者需逐渐减量。

（2）若停药后眼压不能恢复正常者或因原发病情不能停用激素的患者，应根据眼压水平局部应用降眼压药，必要时加用乙酰唑胺和高渗剂。药物治疗原则同 POAG。但是，使用前列腺素衍生物类药物时要特别注意，由于前列腺素本身即为一种炎症介质，并且有报道其会导致葡萄膜炎并会对抗糖皮质激素对炎症控制的作用，因此在治疗原发疾病为葡萄膜炎的患者时应慎用或者禁用。

（3）眼压控制正常后则逐步减药，如停用降眼压药后眼压仍正常则应随诊观察；如眼压不能恢复正常，则继续使用局部降眼压药物治疗；若局部用药后眼压仍不能控制，视功能损伤逐渐加重，可考虑行激光或滤过性手术治疗。一般认为，氩激光小梁成形术（ALT）对于 GIG 治疗无效，近年来有研究显示选择性激光小梁成形术（SLT）对 GIG 有确切疗效。滤过性手术可选择小梁切除术或非穿透小梁手术。研究表明，非穿透小梁手术更适用于单纯性 GIG 患者。对于进行因玻璃体腔注射 TA 而诱发的顽固性高眼压者，可行玻璃体切割术以清除剩余激素。有学者对于结膜下注射 TA 导致的高眼压经切除结膜下 TENON 囊内的激素沉积物后，眼压降至正常水平，取得了良好的治疗效果。

25. 激素性青光眼的治疗新进展

近年来，随着对 GIG 发病机制研究的深入，一些新的治疗药物进入医生视线并展现了良好的治疗效果，具有很好的发展前景。

（1）11B- 羟类固醇脱氢酶抑制剂

糖皮质激素的代表药物可的松被证实在无生物活性，需在体内经 11B- 羟类固醇脱氢酶（11B-Hydroxy-steroid Dehydrogenase，11B-HSD）作用转化为氢化可的松后才能发挥效应。11B-HSD 具有两种异构体，11B-HSD1 和 11B-HSD2。11B-HSD1 是 NADP（H）依赖的双向调节酶，在不同环境下能双向调节氢化可的松和可的松之间的转换，即具有脱氢和还原的双向作用，但其在体内主要起还原酶作用，使 11- 酮类固醇转变成有活性的 GC。11B-HSD2 只能单向催化底物的脱氢，使氢化可的松转化为可的松。因此，11B-HSD1 抑制剂对于治疗可因 GC 作用减弱而改善的疾病具有很好的前景。Rauz 等在 2001 年用 11B-HSD1 抑制剂甘珀酸进行随机、安慰剂对照的双盲试验治疗青光眼时，显示眼压显著降低。

（2）糖皮质激素受体拮抗剂

糖皮质激素发挥生物学效应首先需要与 GR 结合，抑制或减少 GC 与 GR 的结合将阻断 GC 对小梁网的作用，可防止眼压升高。米非司酮（mifepristone，Ru-486）是一种口服活性化合物，具有黄体酮和糖皮质激素受体拮抗活性。Ru-486 悬浮液滴眼或结膜下注射具有降低眼压的作用，其机制是与 GC 竞争性地结合 GR，阻断 GC 与 GR 的结合，作用特点是不影响房水的生成，而通过增加房水的流出量达到降低眼压的目的。

随着对 GR 研究的深入，研究发现青光眼患者小梁网细胞中 GRβ/GRα 的比例较正常人 TM 细胞低，使青光眼患者小梁网细胞对糖皮质激素更加敏感。近来，有学者发现了一种特殊分化的自然产物 thailanstations（TSTs）可通过调节 GR 的拼接过程，上调 GRβ 的表达，从而减少地塞米松引起的纤维连接蛋白（fibronectin，FN）的产生，抑制 GRE- 荧光素酶活性，从而减少小梁网细胞对 GC 的反应性。TST 及其类似物被认为有可能成为新的抗青光眼治疗的药物。

（3）利钠肽

目前发现人体中有四种利钠肽，分别是心房利钠肽（atrial natriuretic peptide，ANP）、脑利钠肽（brain natriuretic peptide，BNP）、C 型利钠肽（CNP）和树眼镜蛇属利钠肽（dendroaspis natriuretic peptide，DNP）。利钠肽具有促进尿钠排泄，利尿，调节血流的作用。人眼中也有利钠肽和它们受体的表达，在房水中 NPs 的水平比血浆中高 6 倍，BNP 最多，CNP 次之，ANP 最少。房水中的 ANP 和 BNP 来源于睫状上皮，CNP 来源于血管内皮细胞，可储存于睫状体的血管内皮，但并非由它产生。学者做了很多实验，眼内使用各种 NP，均能使眼压降低。CNP 和 ANP 的作用持续时间相当，CNP 在前几个小时作用强度大些。BNP 降眼压程度和 ANP 相当，但持续时间略长。而 C-ANP-（4-23）（一种修饰过的 ANP 的类似物）降眼压的强度和 ANP 相当，但作用时间比任何一种利钠肽都强很多。利钠肽在预防或治疗 GIG 降眼压的同时并不影响激素的抗炎效果，具有良好的应用前景。

（4）水通道蛋白

水通道蛋白（aquapoin，AQP）即存在于动植物及微生物细胞膜上的转运水的特异孔道，该孔道由一系列具有同源性的内在膜蛋白家族成员形成，它们介导着不同类型细胞膜的跨膜水转运。目前的水通道蛋白家族包括 10 个成员，即 *AQP0* ～ *AQP9*。其中，*AQP1* 分布于睫状体上皮、小梁网、Schlemm 管等与房水生成和流出有关的组织内，人们推测其对眼压的调控起着一定的作用。有研究显示，*AQP1* 敲除的鼠眼压明显降低，降眼压作用来自于经睫状上皮分泌的房水下降，而房水的流出无明显影响。又有研究表明，*AQP1* 可使房水经细胞膜进入小梁细胞，使其体积增大而细胞旁间隙变窄，房水从细胞旁引流减少而使眼压增高。*AQPs* 对眼压的调节是个复杂的过程，其具体机制仍需进一步研究。然而从已有的证据可以推测：应用 *AQP1* 的抑制剂或其他方法减少 *AQP1* 的表达有可能成为治疗青光眼的新方法。

（5）其他

GIG 时，细胞外基质的增加是导致眼压升高的重要环节。水解细胞外基质是人们研究较多的一种途径。Liu 等研究发现，低浓度的 latrunculin-A 能够抑制地塞米松诱导的、体外培养的、小梁细胞肌动蛋白骨架的改变和细胞外基质的增加，从而减少房水流出的阻力，降低眼压。曹阳等研究表明，曲尼司特（tranilast）可抑制小梁细胞产生转化生长因子（transforming growth factor-β，TGF-β），并拮抗 TGF-β 导致的小梁细胞数目异常减少和小梁网及邻管组织内细胞外基质异常沉积作用。另有学者发现，ISV-205 可以用来预防青光眼患者一级亲属发生激素性高眼压，并推断其机制可能是 ISV-205 抑制了小梁细胞 TIGR/MYOC 蛋白的合成。

26. 激素性青光眼的防治

GIG 防治的关键是要合理应用 GC，有效预防 GIG 的发生。

（1）指导医师及患者谨慎使用糖皮质激素类药物，医师不要轻易开糖皮质激素处方，患者亦不应未经医师许可而自行购买糖皮质激素使用。

（2）对需要应用糖皮质激素的患者，医师应事先提醒患者有眼压升高的危险性，不宜长期或自购使用。

（3）对需长期应用者（超过 2 周），用药前应测量患者的基础眼压，并仔细检查视盘情况，以排除 POAG 的存在，用药期间应定期监测眼压变化。

（4）对糖皮质激素呈高敏反应而又必须应用者，可改用低浓度、效力弱、角膜渗透性差的药物或选用非甾体类抗炎药。

（5）加强对糖皮质激素类药品的管理，尤其是局部应用的糖皮质激素滴眼液应列为处方药而严加监控。

（6）个体化用药，可根据检查患者外周血淋巴细胞 GR 水平、相关基因检测或局部地塞米松激发实验等方法预测患者对激素的敏感性，进行针对性治疗。

27. 合理使用激素

（1）医师应谨慎使用糖皮质激素类药物，能不用就不用，能少用就少用。

（2）筛选激素性青光眼易感人群，包括 POAG 患者及其一级亲属，高度近视、糖尿病、结缔组织病（尤其类风湿关节炎）、外伤性房角后退的患者。此外，有条件的医院可以进行外周血淋巴细胞 GR 水平和（或）激素性青光眼相关基因检测。如需进行长效激素眼周或眼内注射，激素注射前可以试行局部地塞米松激发实验以筛选激素高敏感人群，必要时根据检测结果调整治疗方案。（局部地塞米松激发试验具体做法：0.1% 地塞米松眼液点眼，每日 4 次，持续 4 周，同时每日监测眼压，若期间眼压较基线时升高 ≥ 15mmHg 者视为阳性。）

（3）对于易感染群尽量选用非甾体类抗炎药物，如必需使用激素，首选低浓度、效力弱、角膜渗透性差的药物。激素选择顺序为：第一，依碳酸氯替泼诺和瑞美松龙；第二，利美索龙和甲羟松；第三，氟米龙、可的松、氢化可的松；第四，泼尼松龙；第五，地塞米松、倍他米松。

（4）在使用糖皮质激素类药物之前，医师应事先提醒患者有眼压升高的危险性，强调不宜长期使用或自行购买使用，必需按时复查眼压情况。

（5）用药前应测量患者的基础眼压，用药期间应定期监测眼压变化。

（6）激素性青光眼治疗：①一旦发现激素性高眼压，立即停用糖皮质激素眼液，若为长期或高剂量使用的患者需逐渐减量。②若停药后眼压不能恢复正常者或原发病情不能停用激素的患者，根据眼压水平局部应用降眼压药，必要时加用乙酰唑胺和高渗剂。药物治疗原则同 POAG。值得注意的是在治疗原发疾病为葡萄膜炎的患者时应慎用或者禁用前列腺素衍生物类药物。

③眼压控制正常后逐步减少降眼压药物的使用，如停用降眼压药后眼压仍正常，则应随诊观察；如眼压不能恢复正常，则继续使用局部降眼压药物治疗；若局部用药后眼压仍不能控制，视功能损伤逐渐加重，可考虑行选择性激光小梁成形术（SLT）或滤过性手术治疗。④对于进行眼周或眼内注射 TA 诱发的顽固性高眼压者，可行结膜下 TENON 囊内切除或玻璃体切割术以清除剩余激素。

参考文献

1. Fingert JH, Alward WL, Wang K, et al. Assessment of SNPs associated with the human glucocorticoid receptor in primary open-angle glaucoma and steroid responders. Mol Vis, 2010, 16：596-601.

2. Lu E, Fujimoto LT, Vejabul PA, et al. Steroid-induced ocular hypertension with loteprednol etabonate 0.2%——a case report. Optometry, 2011, 82（7）：413-420.

3. Kiddee W, Trope GE, Sheng L, et al. Intraocular pressure monitoring post intravitreal steroids：a systematic review. Surv Ophthalmol, 2013, 58（4）：291-310.

4. Razeghinejad MR, Katz LJ. Steroid-induced iatrogenic glaucoma. Ophthalmic Res, 2012, 47（2）：66-80.

5. Mandapati JS, Metta AK. Intraocular pressure variation in patients on long-term corticosteroids. Indian Dermatol Online J, 2011, 2（2）：67-69.

6. Chan CK, Mohamed S, Lee VY, et al. Intravitreal dexamethasone for diabetic macular edema：a pilot study. Ophthalmic Surg Lasers Imaging, 2010, 41（1）：26-30.

7. Boyer DS, Faber D, Gupta S, et al. Dexamethasone intravitreal implant for treatment of diabetic macular edema in vitrectomized patients. Retina, 2011, 31 (5): 915-923.

8. Haller JA, Bandello F, Belfort R Jr, et al. Randomized, sham-controlled trial of dexamethasone intravitreal implant in patients with macular edema due to retinal vein occlusion. Ophthalmology, 2010, 117 (6): 1134-1146.

9. Joshi L, Yaganti S, Gemenetzi M, et al. Dexamethasone implants in retinal vein occlusion: 12-month clinical effectiveness using repeat injections as-needed. Br J Ophthalmol, 2013, 97 (8): 1040-1044.

10. Tokuda N, Inoue J, Yamazaki I, et al. Effects of selective laser trabeculoplasty treatment in steroid-induced glaucoma. Nippon Ganka Gakkai Zasshi, 2012, 116 (8): 751-757.

11. Jain A, Liu X, Wordinger RJ, et al. Effects of thailanstatins on glucocorticoid response in trabecular meshwork and steroid-induced glaucoma. Invest Ophthalmol Vis Sci, 2013, 54 (5): 3137-3142.

12. Liu X, Wu Z, Sheibani N, et al. Low dose latrunculin-A inhibits dexamethasone-induced changes in the actin cytoskeleton and alters extracellular matrix protein expression in cultured human trabecular meshwork cells. Exp Eye Res, 2003, 77 (2): 181-188.

（卢 艳 吴 越 李 臻）

色素播散综合征和色素性青光眼

很多原因可以导致眼内虹膜睫状体甚至脉络膜中色素颗粒脱失，并随房水循环沉积在眼内，即通常所说"色素播散综合征"（pigment dispersion syndrome，PDS），是指由于存在反向瞳孔阻滞，虹膜后凹并与晶状体悬韧带或晶状体前表面相接触、摩擦，进而导致虹膜后表面色素上皮层结构破损，色素颗粒释放并沉积在眼前段所表现出的一组综合征。色素的主要沉积部位有角膜后表面、房角、虹膜和晶状体前表面、悬韧带及玻璃体前界膜韧带（Weiger 韧带）附着部位。与此同时，虹膜后表面色素颗粒脱失之后，可发生透光现象，即所谓的"虹膜透照缺损"。角膜后垂直梭形色素颗粒沉积、虹膜透照缺损和小梁网均匀一致性色素颗粒沉积是色素播散综合征最主要的临床表现，称之为"色素播散三联征"（图1），是诊断色素播散综合征的最重要的临床依据。

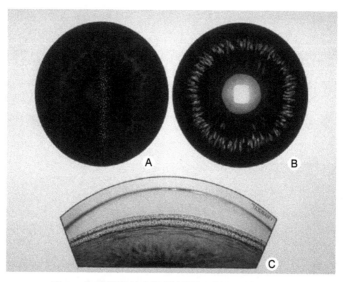

图1　色素播散综合征模拟图（彩图见彩插1）

注：A：角膜后垂直梭形色素颗粒沉积（Krukenberg spindle）；B：中周部轮辐状虹膜透照缺损；C：均与一致性小梁网色素颗粒沉积。

色素播散综合征中大量色素颗粒沉积于小梁网，可引起房水流出阻力增加，并导致青光眼的发生，称为色素性青光眼（pigmentary glaucoma，PG），是一种继发性开角型青光眼。

28. 有关色素播散综合征的共识

（1）发病机理

色素播散综合征发生在深前房，并存在反向瞳孔阻滞的眼睛（图2A）。反向瞳孔阻滞使虹膜向后凹陷，尤其在中周部虹膜向后反向"膨隆"时，与其后的晶状体及悬韧带发生接触、摩擦，导致虹膜后表面色素上皮层结构破损，色素颗粒从色素上皮层内释放，并进入后房内。大量的色素颗粒可随房水循环流动，沉积在眼前段。尸检结果显示，色素播散综合征患者虹膜后表面与晶状体悬韧带位置相对应的部位存在上皮刮损现象，呈轮辐状排列在中周部虹膜。同时，悬韧带上也"挂满"了色素颗粒。

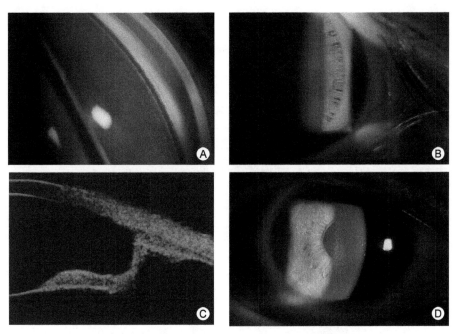

图2　色素播散综合征患者临床表现（彩图见彩插2）

注：A：UBM 图显示患者虹膜后凹明显，并与晶状体悬韧带和前表面接触；B：中国患者角膜后垂直梭形色素颗粒沉积；C：中国色素播散综合征患者小梁网色素颗粒沉积图；D：晶状体悬韧带色素颗粒沉积情况。

（2）临床表现

色素播散综合征最早在白种人患者中发现，色素播散三联征是其最主要的临床表现和诊断依据。此外，色素颗粒还沉积在虹膜前表面，表现为大量的深棕色颗粒弥漫性地沉积在虹膜的前表面，有时可在晶状体前表面。充分散瞳后，晶状体悬韧带和玻璃体前界膜韧带在晶状体后表面附着部位均可见色素颗粒沉积。目前的多数教科书中，均将白种人色素播散综合征患者的临床表现列为色素播散综合征的经典表现。

（3）治疗

迅速解除反向瞳孔阻滞，避免色素颗粒进一步释放，同时避免并发症的发生。如果已经继发青光眼，应按继发性开角型青光眼处理。解除瞳孔反向阻滞可以采用 Nd：YAG 激光周边虹膜打孔术，有反向虹膜阻滞的患者，虹膜相对较薄，选择虹膜隐窝内击打，可以明显减少击打次数和激光治疗带来的色素颗粒释放。长期使用缩瞳剂可以通过增加虹膜紧张度使后凹的虹膜恢复平坦，从而避免虹膜与晶状体的接触。

29. 有关色素播散综合征存在的争议与问题

有关色素播散综合征的临床表现在各人种之间是否具有一致性的问题，存在着一些争议。色素播散综合征在白种人中的表现被首先描述和总结，色素播散三联征是其主要的临床特点和表现。此后色素播散综合征陆续在其他人种间被证实存在，如黄种人和黑种人。首都医科大学附属北京同仁医院王宁利、卿国平课题组对中国人色素播散综合征做了长达 7 年的临床观察与基础研究，结果发现中国人色素播散综合征临床表现不同于白种人，主要区别在于中国患者没有中周部虹膜透照缺损，原因是中国人虹膜厚且基质层和色素上皮层均存在大量的色素细胞，在后部色素上皮层刮除缺损的情况下，基质内色素颗粒可以有效阻拦光线通过，从而避免了透照缺损现象的出现。该理论已经得到临床病理研究的支持。另外，在白种人中非常常见的虹膜前表面色素颗粒沉积，中国人则很少出现，可能的原因是中国人虹膜多呈深棕色或棕色，很难发现前表面的细小褐色色素颗粒沉积。至今为止，黑种人色素播散综合征患者也得到了详细描述，其患病率较黄种人和白种人低，没有中周部虹膜透照缺损。因此，有关色素播散综合征在不同人种之间的表现存在差异的情况是存在的。

由于表现不同，色素播散综合征在不同人种之间的诊断依据和标准略有不同。对于白种人同时具备垂直梭形色素颗粒沉积、小梁网色素颗粒沉积和中周部虹膜透照缺损三联征中的任意两种，即可诊断为色素播散综合征，但黄种人和黑种人患者没有中周部虹膜透照缺损，套用白种人的标准可能会引起漏诊。关于中国人色素播散综合征，诊断时需同时具备垂直梭形色素颗粒沉积、小梁网色素颗粒沉积及晶状体悬韧带和（或）晶状体后囊Weiger 韧带附着处色素颗粒沉附（Zentamayer ring 或 Scheie's line）中的任意两种体征即可确诊（图 2B、C、D）。有关黑种人的诊断标准意见分歧较大，常用的标准为在虹膜后凹的基础上，存在小梁网色素颗粒沉积即可确诊。

30. 色素播散综合征是否存在遗传性

色素播散综合征存在一定的家族聚集性，部分患者存在母女和兄弟姊妹同时患病的情况。在白种人患者的研究中发现，在 7 号染色体长臂 q 区存在与色素播散综合征发病相关的基因，但缺乏进一步证据说明色素播散综合征存在明确致病基因突变或单核苷酸多态性。中国患者的遗传研究尚在进行之中，因此，到目前为止，尚无法断定色素播散综合征是一种遗传相关疾病。临床上大部分病例为散发病例，而且外伤性房角后退所导致的虹膜后凹也可以引起色素播散综合征，对侧眼则长期随访无异常，说明解剖结构异常是色素播散发生的基础，甚至是充分条件。

31. 色素播散综合征的治疗

色素播散综合征的治疗原则应该是解除反向瞳孔阻滞，避免更多的色素颗粒释放，预防色素性青光眼的发生。关于解除反向瞳孔阻滞目前有两种观点：①是用缩瞳剂，如毛果芸香碱滴眼液，通过缩小瞳孔、增加虹膜张力使后凹的虹膜变平坦并离开后方的晶状体和悬韧带，从而起到解除病因的作用。由于多数色素播散综合征患者合并有中度近视，根据中国人研究结果，平均近视度数在 -5.0D，对于这些近视患者，长期使用缩瞳剂存在导致视网膜脱离的风险。②解除反向瞳孔阻滞的另一个选择是 Nd：YAG 激光周边虹膜打孔术，通过在中周部沟通前后房，是虹膜恢复平坦。有学者认为，Nd：YAG 激光周边虹膜打孔术可导致更多的色素颗粒沉积在眼前部，从而加重色素播散。事实上，多数色素播散综合征患者由于长期虹膜反向凹陷，虹膜较薄，在激光术前用缩瞳剂缩瞳后尤其明显，在 Nd：YAG 激光打孔时将打孔部位选择在虹膜隐窝内，多数情况下仅做一次击发即可，不会产生大量的色素颗粒释放。

并发色素性青光眼以后，需要按继发性开角型青光眼处理。合并早期色素性青光眼，在解除瞳孔阻滞后，可以辅助抗青光眼的药物治疗。如果药物治疗不能将眼压降低到目标眼压以内，小梁切除术也可以起到很好的降眼压效果。

参考文献

1. Qing G，Wang N. Clinical signs and characteristics of pigmentary glaucoma in Chinese. Jpn J Ophthalmol，2008，52（3）：162-166.

2. Qing G，Wang N，Tang X，et al. Clinical characteristics of pigment dispersion syndrome in Chinese patients. Eye（Lond），2009，23（8）：1641-1646.

3. Qing G，Wang N，Wang H. Pigment dispersion secondary to anterior chamber angle recession. Graefes Arch Clin Exp Ophthalmol，2012，250（5）：779-780.

（卿国平）

青光眼睫状体炎综合征专家共识

32. 青光眼睫状体炎综合征概述

青光眼睫状体炎综合征又称青－睫综合征（glaucomato-cyclitic syndrome，GCC），因 Posner、Schlossman 于 1948 年及 1953 年相继报道而得名，故又称 Posner-Schlossman syndrome，是前部葡萄膜炎伴青光眼的一种特殊形式。典型病例表现为反复发作的单侧眼压升高伴轻度睫状体炎，发作时房角开放。近半个世纪以来，国内外学者对这一综合征的发病机制、临床表现、诊断标准、治疗原则、预后均进行了研究和报道。

33. 青－睫综合征的病因现在仍然不明

青－睫综合征的发病率低，自 20 世纪 50 年代首次报道以来，病因不清，病毒感染、DNA 氧化损伤、免疫等都是可能的患病因素，针对病因仍处于探索的初级阶段。目前青－睫综合征的病因，文献报道主要归纳为以下几种学说：

（1）病毒感染

有文献报道，患者房水巨细胞病毒（CMV）检测呈阳性。Alwong M 用 PCR 法检测对 67 例青－睫综合征的患者进行前房水检测，52.2% CMV（+）。Chee 报道，在免疫正常的前葡萄膜炎伴高眼压的患者中，房水 CMV 的阳性率为 22.8%，其中 75%表现为青－睫综合征。Rodier-Bonifas C 对 7 例青－睫综合征患者的房水进行 PCR 检测，其中 5 例为 CMV（+）。除房水检测呈阳性之外，Teoh SB 还发现患者血清 CMV IgG（+），具此推测 CMV 可能是青－睫综合征的病因。但 Yamamoto 等抽取发作期患者的前房水进行检测，发现只有 HSV DNA 阳性。虽然目前多数临床证据支持青－睫综合征与 HSV、CMV 等病毒感染有关，但具体与哪种病毒有相关，仍有待大量病例的进一步研究。

星状的中等大小或大的星状 KP 几乎被认为是青－睫综合征的特征性诊断依据，Walter、Pillai 等通过角膜内皮镜发现对青－睫综合征和巨细胞病毒葡萄膜炎患者进行观察，两者角膜后 KP 超微结构非常相似，支持青－睫综合征的感染学说。

临床上，病毒检测阳性的患者可表现为青－睫综合征，Fuchs 异色性虹膜睫状体炎（fuchs heterochromic iridocyclitis，FHI），病毒性前葡萄膜炎等类型，Chee、Teoh SB 认为，青－睫综合征不是一个单独的疾病，可能是由 CMV、HSV 病毒谱引起的葡萄膜炎的一个亚型，这一假说尚无确定答案。

多数观点认为，病毒通过诱发机体的自身免疫反应，或者通过直接侵袭和免疫因素的双重作用引起青－睫综合征。Teoh SB 的研究认为，青－睫综合征可能是病毒触发迟发变态反应引起。Yamamoto S、Amano S 认为，病毒感染造成角膜内皮炎、小梁网炎，而导致眼压升高，可能是通过病毒激活三叉神经。以上观点都没有获得直接的临床证据，据了解，国内目前尚无确切的报道。

（2）小梁网的 DNA 氧化损伤

在炎症期，血－房水屏障被打破，炎性细胞及正常的血清成分进入房水，房水黏稠度增加，滞留于房水流出系统。炎症因子的释放，使 PGE_1、PGE_2 介导的反应性的房水生成增多，大量单核细胞滞留于小梁组织间隙中，并且小梁网和内皮细胞发生肿胀，缩小了小梁网孔洞，房水流出困难。房水排出受阻被认为是造成眼压升高的主要原因。长期氧化应激使小梁网变性，DNA 氧化损伤导致小梁功能减退，房水流出阻力增高。长期功能受损，小梁网发生瘢痕化，眼压居高不下，最终导致青光眼视神经视野损害。

（3）血管内皮异常

这一理论认为，青－睫综合征出现的视神经视野损害是由于视盘供血不足所致。血管内皮功能是调节血流的决定性因素。血管内皮功能异常或血管内皮炎会导致眼部供血不足，低灌注以及自主调节功能不足致使血流动力状态不稳定，局部组织发生缺血再灌注损伤，造成青光眼视神经病变，且有文献报道，青－睫综合征并发动脉硬化导致的非动脉炎性前部缺血性视神经病变病例。Su-Chin Shen 的一项前瞻性研究中描述青－睫综合征患者外周血管内皮功能障碍，患者 FMD 水平显著下降。由于患者病例数少，有待进一步扩大样本量的研究。青－睫综合征发作期眼局部血流状态的变化尚缺乏报道。

（4）系统性疾病因素

临床上发现，大量患者同时合并有结缔组织病。免疫遗传方面的研究已揭示出多种类型葡萄膜炎与特定的人类白细胞抗原（human leukocyte antigen，HLA）相关，青－睫综合征存在前葡萄膜炎的临床表现，临床上发现大量患者同时合并有结缔组织病，如强直性脊柱炎，推断其发病可与全身免疫状态的改变有关。赵军等对 66 例青－睫综合征患者进行研究，具有内分泌或免疫性疾病史病例占 28.79%。Hirose 报道，青－睫综合征患者 *HLA-Bw54* 阳性率高达 41%。Su-Chin Shen 发现 16.7% 的患者 *HLA-B27*、抗 -SSA、ANA、心磷脂抗体（+）。青－睫综合征的发病与 HLA 的关系，研究推测 CD8（+）T 细胞可能发挥着重要的作用，目前尚无针对淋巴细胞亚群的研究。周立群报道了 82 例青－睫综合征，其中 7 例有结核、糖尿病、哮喘、甲亢等疾病，这些指标异常提示青－睫综合征有可能与机体的内分泌因素有关。Puri 报道一例双眼青－睫综合征，该患者同时伴有腱反射消失，认为患者可能存在进行性的自主神经功能紊乱。Choi 发现在 GCC 患者中，幽门螺杆菌检出率显著增高。两者是否有关，有待进一步研究。

34. 临床表现多样、缺乏统一的诊断标准

国际上对这一疾病的报道案例并不多，其临床表现多样，诊断标准尚未统一，存在与其他疾病难以鉴别的问题。青－睫综合征多发于青壮年男性，20 ～ 60 岁人群居多，单眼为多，发作期症状重，由于间歇期眼压较发作期有所下降，患者耐受相对降低的眼压，所以对疾病缺乏足够的重视，持续的高眼压最终将导致发生不可逆的视神经视野损害，影响年轻患者的生活能力和劳动能力。另外，青－睫综合征的复发不可预测，患者不可能每次都到同一医疗机构的同一医师处寻求医疗帮助，不同医师对该疾病的认识不同，使患者获得的治疗缺乏系统性和连贯性。

近些年，研究发现长期高眼压或频繁发作的青－睫综合征可造成视神经和视野损害，26.4% 的患者进展成青光眼，病程 10年以上者罹患青光眼风险提高 2.8 倍。由于人种不同，青－睫综合征又好发于亚裔人群，关于病程、复发因素、并发青光眼的风险等方面的研究，国内尚属空白。

发作时患者多有急性闭角型青光眼的症状，眼压中等程度升高，多在 40 ～ 70mmHg，患眼前房不浅，房角开放，特征性 KP是其确诊的重要体征。文献报道，有合并强直瞳孔、axenfeld 异

常、虹膜异色、非动脉炎性前部缺血性视神经病变（nonarteritic anterior ischemic optic neuropathy，NAION）患者，青－睫综合征与 FHI 等其他类型的前葡萄膜炎之间没有清晰的界限。青－睫综合征无明确的临床诊断标准，主要是依据 Posner、Schlossmann 最初报道中的描述结合诊断者的经验，部分诊断的误差可能导致对疾病的错误认识。尽管如此，作为继发性青光眼的一个特殊类型，有文献报道青－睫综合征合并原发性开角型青光眼、原发闭角型青光眼的病例。年龄较大、病程较长，青光眼损害相对多而重者易并发原发性闭角型青光眼。葡萄膜炎的患者中有 20% 发生青光眼。青－睫综合征与原发性青光眼、葡萄膜炎这三者的关系有待进一步研究。

通过角膜内皮镜的检查，发作期急性眼压增高使角膜内皮细胞的完整性受损。急性发作期角膜的炎症表现、角膜内皮细胞受损的严重程度与发作次数与眼压的相关性尚无报道。钟毅敏等应用 UBM 进行眼前段研究，22 例患者中有 21 人的双眼存在轻重不等的前部及中间葡萄膜炎的表现，所以青－睫综合征是否为双眼疾病仍需要更有力的证据支持。Darchuk V 认为，高眼压可造成视神经一过性形态学、血流动力学变化，眼压下降后，视神经可有一定程度的恢复，恢复情况与眼压下降幅度相关。Maeda H 的研究发现，青－睫综合征患者在未发生视野损害之前，就已经存在视网膜功能异常。青－睫综合征的复发性质及向青光眼进展的可能性使患者需要进行长期随访，以获得具有说服力的资料。

35. 青 – 睫综合征的治疗缺乏指导

目前，青 – 睫综合征治疗主要依靠经验，缺乏循证医学依据。急性期时以药物治疗为主。由于大多数患者无须治疗，可自行缓解，早先学者认为青 – 睫综合征有自发缓解的趋势，是良性疾病，但近年来的研究发现，病情反复发作、发作期眼压持续升高会造成视神经视野损害，损害率约为 26.4 %。为了防止反复发作对视野视神经造成不可逆的损害，还是建议在急性发作期给予患者一定的治疗措施。发作期可局部应用皮质类固醇以控制炎症。β 受体阻滞剂、选择性 α_2 受体激动剂、口服碳酸酐酶抑制剂以降低眼压。吲哚美辛、氟芬那酸可达到控制炎症、降眼压效果，缓解期无须治疗，用药亦不能预防复发。因此皮质类固醇药物应适时停药，避免引起激素性青光眼。

有学者认为，PSS 如果出现持续的眼压升高，视野、视杯的改变，应尽早手术，以避免病情的进一步进展。对于已经存在视野损害或者眼压难以控制的青 – 睫综合征患者，小梁切除术是安全有效的治疗方法。另有报道，非穿透性小梁手术治疗疗效好，并发症少而轻。周和政对青 – 睫综合征合并 PACG 行小梁手术，效果满意。滤过手术可以降低眼压，又能减轻睫状体炎的炎症反应及降低 PSS 的复发率，可能的机制是房水滤过带走了前房的炎症介质，炎症的减轻反过来又可以降低滤过通道的失败率，加用丝裂霉素 C 或 5- 氟尿嘧啶可提高滤过手术的成功率。

综上所述，尽管青 – 睫综合征患者的预后大多是良性的，但是长期反复发作的高眼压对视神经同样具有累积效应，病情反复发作、发作期眼压持续升高会造成视神经及视野损害，部分青－睫综合征可最终发展为原发性开角型青光眼。对于出现持续的眼压升高、视野、视杯改变的患者，应尽早手术，以避免病情的进一步进展。关于青－睫综合征的病因尚需进一步的研究，并将用以指导临床诊断及治疗。

参考文献

1. Rodier-Bonifas C，Cornut PL，Billaud G，et al. Cytomegalovirus research using polymerase chain reaction in Posner-Schlossman syndrome. J Fr Ophtalmol，2011，34（1）：24-29.

2. Shen SC，Ho WJ，Wu SC，et al. Peripheral vascular endothelial dysfunction in glaucomatocyclitic crisis：a preliminary study. Invest Ophthalmol Vis Sci，2010，51（1）：272-276.

3. Hirose S，Ohno S，Matsuda H. HLA-Bw54 and glaucomatocyclitic crisis. Arch Ophthalmol，1985，103（12）：1837-1839.

4. Choi CY，Kim MS，Kim JM，et al. Association between Helicobacter pylori infection and Posner-Schlossman syndrome. Eye（Lond），2010，24（1）：64-69.

5. Shazly TA，Aljajeh M，Latina MA. Posner-Schlossman glaucomatocyclitic crisis. Semin Ophthalmol，2011，26（4-5）：282-284.

6. Siddique SS，Suelves AM，Baheti U，et al. Glaucoma and uveitis. Surv Ophthalmol，2013，58（1）：1-10.

（吴志鸿　戴婉薇）

新生血管性青光眼的治疗新技术

36. 新生血管性青光眼的治疗概况

新生血管性青光眼（neovascular glaucoma，NVG）是指虹膜和房角处生长的新生血管膜使房水外流受阻，进而导致眼压升高的一类继发性青光眼。NVG 所致的高眼压很难控制，治疗效果不佳，往往导致患眼视功能的丧失。对 NVG 这一临床表现的首次描述见于 1866 年，继而在 19 世纪晚期和 20 世纪初对虹膜红变及继发眼压升高等临床体征的报道逐渐出现。直到 1963 年，Weiss 等提出了"neovascular glaucoma"的名称并一直沿用至今。

NVG 与很多眼部疾病相关，其中绝大多数为眼部缺血性疾病，有文献报道，97% 的病例与视网膜的缺血相关，最常见的为糖尿病视网膜病变、视网膜中央静脉阻塞、眼部缺血综合征。对 NVG 的组织学和病理学研究发现，视网膜的缺血缺氧导致血管生成因子的释放，这些血管生成因子可以导致视网膜的新生血管进一步向眼前节弥散，从而导致虹膜和房角的新生血管的形成。这一发病机理也很好地解释了在发生后囊破裂的白内障手术后或玻璃体切除手术后很快发生新生血管性青光眼的原因。目前的研究认为具有促进血管生成活性的因子包括血管内皮生长因子（vascular endothelial growth factor，VEGF）、胰岛素样生长因子1和胰岛素样生长因子2、胰岛素样生长因子结合蛋白2和胰岛素样生长因子结合蛋白3、成纤维细胞生长因子（fibroblast growth factor，FGF）、血小板来源的生长因子、转化生长因子（TGF-α）、IL-6 等。VEGF 被认为是其中最主要的因子。

NVG 的治疗主要包含两方面，一方面治疗引起新生血管的原发病，另一方面要积极控制眼压。全视网膜光凝是目前治疗缺血性视网膜病变的标准方案，疗效肯定。当然还可以选择视网膜冷冻等。当屈光间质不清，必要时可以采用玻璃体切除或晶体摘除等手术。在 NVG 的早期（即开角期）新生血管膜阻碍了房水的外流但并没有导致房角发生永久的粘连关闭，在疗效肯定的全视网膜光凝后，新生血管消退可以使眼压随之下降。但是对于进入闭角期的NVG，即使新生血管消退，眼压也不会回落到正常。

控制眼压主要采用药物和手术，手术包括青光眼引流阀植入手术、睫状体破坏手术和小梁切除术等。小梁切除术因术中容易出血、炎症反应、滤过通道易瘢痕化等，手术成功率低。睫状体破坏性手术可以明确地降低眼压，但是存在眼球萎缩的风险，新生血管性青光眼是睫状体光凝手术后发生眼球萎缩的最常见的原因。青光眼引流阀植入手术目前广泛应用于 NVG 的治疗。尽管有多种手术可以选择，由于 NVG 的原发疾病通常都已经较为严重，NVG 的预后往往很差。

（1）应用抗 VEGF 药物辅助治疗 NVG

随着对 NVG 的发病机制认识的逐渐深入，治疗 NVG 的新技术不断产生。血管内皮生长因子是目前发现的功能最强的血管形成促进因子之一，已经成为治疗新生血管的重要靶点。抗 VEGF 药物开始被广泛应用于 NVG 的治疗。有很多报道均显示玻璃体腔注射抗 VEGF 可以迅速使虹膜及视网膜的新生血管消退，有些病例显示抗 VEGF 玻璃体腔注射可以使眼压明显下降。

目前，抗 VEGF 主要作为 NVG 治疗的一部分，即使眼压没有得到控制，还可以减少后续手术中的出血，提高小梁切除术或青光眼引流阀植入术的成功率。有研究报道，抗 VEGF 可以通过降低小梁切除术后 TGF-β_1 水平而达到减少小梁切除术后结膜下纤维化的目的，为抗 VEGF 药物应用于青光眼手术提供了实验依据。抗 VEGF 药物使用较为安全，目前报道的眼局部的不良反应有前房炎症反应、视网膜脱离和撕裂、RPE 层的脱离和撕裂、眼内压的升高、出血（包括结膜下出血、视网膜下出血和脉络膜下腔出血）、缺血。全身系统不良反应有缺血性冠心病、中枢神经系统出血及脑血管意外、周围血管血栓形成，但发生率均较低。因此，建议在治疗 NVG 的过程中规范使用抗 VEGF 药物。

（2）抗 VEGF 药物是否可治愈 NVG，不再需要抗青光眼手术了？

　　在 NVG 中应用抗 VEGF 药物只是暂时去除新生血管，为以后的治疗提供有利的条件。因此，抗 VEGF 药物的使用仅是 NVG 治疗过程中的一个步骤。国内外对于 NVG 治疗流程的讨论一直在持续，并有多种治疗的流程图在文献中刊出。其中有根据 NVG 的分期制定的治疗流程（参见本章参考文献）；有根据屈光间质是否混浊来进行不同治疗方案流程的选择进行了归纳总结（图 3）。总的原则是抗 VEGF 可以作为首选治疗，之后需尽快降低眼压以保证屈光间质透明，为治疗原发的眼底疾病提高条件，因此，NVG 的治疗一方面要尽快降低眼压挽救视功能，另一方面要创造条件治疗原发病，去除形成新生血管的因素。特别强调的是 NVG 是眼底疾病的终末期，往往视功能都很差，在治疗流

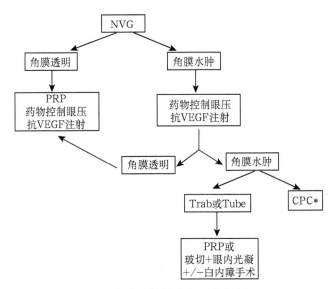

图 3　新生血管性青光眼治疗流程

注：＊无有用的视功能或患者放弃后续治疗时可选择；NVG：新生血管性青光眼；PRP：全视网膜光凝术；Trab：小梁切除术；Tube：青光眼引流阀植入术；CPC：睫状体光凝术。

程中要尽可能缩短高眼压的状态，减少视力丧失的风险。

37. 新型抗青光眼手术在 NVG 治疗中的应用

青光眼 ExPRESS 引流钉于 2002 年在美国 FDA 批准上市应用，其后开展了青光眼 EX-PRESS 引流钉植入术。相对于传统小梁切除术，青光眼 EX-PRESS 引流钉植入术有它独特的优势，这些优势包括穿通眼球壁的内口尺寸标准化、对眼内组织的操作明显减少、术后前房炎症反应减轻、相对简单的手术步骤及学习曲线的缩短。

虽然对该手术的报道较多，但目前高质量的、与小梁切除对比的研究却不多。总结已发表的两种手术的成功率，发现青光眼 EX-PRESS 引流钉植入术与小梁切除术相比，成功率近似。青光眼 EX-PRESS 引流钉植入术的适应证类似于小梁切除术，不同点是前者需要前房要有足够的空间，因此闭角型青光眼、前房浅的患者不适用。

由此可见，NVG 并非是该手术的禁忌证，但目前国内外还未见到关于应用青光眼 EX-PRESS 引流钉植入术治疗 NVG 的报道。传统小梁切除术在治疗 NVG 时易失败的原因之一是小梁内口被新生血管膜的堵塞，如果青光眼 EX-PRESS 引流钉替代切除的滤过内口，理论上将可避免这一问题而提高手术的成功率。青光眼 EX-PRESS 引流钉植入术是否能够提高 NVG 治疗的成功率有待于进一步研究。

有学者报道了 13 例 NVG 患者应用传统小梁切除术联合 MMC 和 T-flux 植入手术，随访 2 年左右，取得了比较理想的结果。

38. 治疗 NVG 手术新方法的探索

由于新生血管膜导致的房角粘连在注射抗 VEGF 药物后仍然无法消退，有学者尝试在注射抗 VEGF 药物后行前房的纤维血管膜取出术，力图重建前房角结构，其报道的 2 例患者术后眼压控制良好。

39. 早期发现新生血管的新技术

新生血管性青光眼一旦形成，预后往往不良，因此，早期发现新生血管的形成，在眼压升高之前或在 NVG 处于开角期时就给予积极的治疗能够达到很好的临床效果。虹膜荧光血管造影技术对于眼部许多疾病的诊断和治疗都有很高的价值。虹膜荧光血管造影能够比裂隙灯等其他检查技术更为敏感地发现虹膜血管的异常，并且能够间接显示视网膜的循环状况，自 20 世纪 60 年代问世以来，逐渐得到广泛的应用，对于新生血管性青光眼的患者，能够更早期地发现虹膜及房角处的新生血管。有文献报道，结合 Retcam 的房角荧光血管造影技术，能够更加敏感地发现房角处潜在的细小新生血管，比房角镜的发现率高。

参考文献

1. Ramli N, Htoon HM, Ho CL, et al. Risk factors for hypotony after transscleral diode cyclophotocoagulation. J Glaucoma, 2012, 21 (3): 169-173.

2. Ghosh S, Singh D, Ruddle JB, et al. Combined diode laser cyclophotocoagulation and intravitreal bevacizumab (Avastin) in neovascular glaucoma. Clin Exp Ophthalmol, 2010, 38 (4): 353-357.

3. Altintas AG, Arifoglu HB, Tutar E, et al. Effect on anterior chamber bevacizumab injection combined with seton implantation in treatment of rubeosis iridis in neovascular glaucoma. Cutan Ocul Toxicol, 2012, 31 (2): 124-127.

4. Elmekawey H, Khafagy A. Intracameral ranibizumab and subsequent mitomycin C augmented trabeculectomy in neovascular glaucoma. J Glaucoma, 2014, 23 (7): 437-440.

5. Chatterjee S, Rao A. Intraocular pressure following combined routes of bevacizumab-augmented trabeculectomy for refractory neovascular glaucoma. Semin Ophthalmol, 2013, 28 (2): 72-74.

6. Sevim MS, Buttanri IB, Kugu S, et al. Effect of intravitreal bevacizumab injection before Ahmed glaucoma valve implantation in neovascular glaucoma. Ophthalmologica, 2013, 229 (2): 94-100.

7. Ma KT, Yang JY, Kim JH, et al. Surgical results of Ahmed valve implantation with intraoperative bevacizumab injection in patients with neovascular glaucoma. J Glaucoma, 2012, 21 (5): 331-336.

8. Park HY, Kim JH, Park CK. VEGF induces TGF-β_1 expression and

myofibroblast transformation after glaucoma surgery. Am J Pathol, 2013, 182 (6): 2147-2154.

9. Johnson D, Hollands H, Hollands S, et al. Incidence and characteristics of acute intraocular inflammation after intravitreal injection of bevacizumab: a retrospective cohort study. Can J Ophthalmol, 2010, 45 (3): 239-242.

10. Batman C, Ozdamar Y. The relation between bevacizumab injection and the formation of subretinal fibrosis in diabetic patients with panretinal photocoagulation. Ophthalmic Surg Lasers Imaging, 2010, 41 (2): 190-195.

11. Chan CK, Abraham P, Meyer CH, et al. Optical coherence tomography-measured pigment epithelial detachment height as a predictor for retinal pigment epithelial tears associated with intravitreal bevacizumab injections. Retina, 2010, 30 (2): 203-211.

12. Sharei V, Höhn F, Köhler T, et al. Course of intraocular pressure after intravitreal injection of 0.05 mL ranibizumab (Lucentis). Eur J Ophthalmol, 2010, 20 (1): 174-179.

13. Tolentino M. Systemic and ocular safety of intravitreal anti-VEGF therapies for ocular neovascular disease. Surv Ophthalmol, 2011, 56 (2): 95-113.

14. Olmos LC, Lee RK. Medical and surgical treatment of neovascular glaucoma. Int Ophthalmol Clin, 2011, 51 (3): 27-36.

15. 梁勇, 赵明威, 潘中婷, 等. 新生血管性青光眼治疗策略的初步探讨. 中国实用眼科杂志, 2011, 29 (3): 231-235.

16. Buys YM. Trabeculectomy with ExPRESS: weighing the benefits and cost. Curr

Opin Ophthalmol，2013，24（2）：111-118.

17. Salim S. Ex-PRESS glaucoma filtration device-surgical technique and outcomes. Int Ophthalmol Clin，2011，51（3）：83-94.

18. Dahan E，Ben Simon GJ. An augmented trabeculectomy for neovascular glaucoma. Ophthalmic Surg Lasers Imaging，2011，42（3）：196-201.

19. Nadal J，Carreras E，Kudsieh B，et al. Neovascular glaucoma treatment with extraction of anterior chamber fibrovascular tissue. JAMA Ophthalmol，2013，131（8）：1083-1085.

20. Azad R，Arora T，Sihota R，et al. Retcam fluorescein gonioangiography：a new modality for early detection of angle neovascularization in diabetic retinopathy. Retina，2013，33（9）：1902-1907.

（黄　萍）

小梁切除术术后管理

40. 小梁切除术基本术式至今仍是青光眼手术治疗的主流术式和"金标准"

小梁切除术问世几十年以来，术中技术上具有临床意义的主要改进有三个方面：保护性表层巩膜瓣的制作、抗增殖药物的应用和可拆式缝线的预置，但基本术式未变，至今仍是青光眼手术治疗的主流术式和"金标准"，也是各级医院眼科无论青光眼专业还是非青光眼专业的临床医师应当掌握的基本术式之一。小梁切除术发展至今，手术技术条件和操作规范的改善无疑对提高手术的成功率有很大帮助，但术后管理对术后效果依然有与手术本身同等重要的作用。在临床上，"重手术、轻术后"或手术出自青光眼专家、但限于患者术后随访不便等原因以致术后管理重视不够或措施不力乃至不当，尤其中层、基层医院青光眼患者的许多手术并非出自青光眼专业医师等情形不乏其例；同时不少临床医师无意中简单地视术后管理为通常的术后护理。不言而喻，在上述情形下，手术本身无论何等完美，术后效果也难免大打折扣，甚至术后不久即归于失败。因此，为提高手术的总体和远期成功率，应当强调术后管理的重要性。

41. 小梁切除术的术后管理是手术本身的二期继续

医生和患者两方面及术前、术中和术后三阶段多种因素对手术的成功均有影响，而且不同疾病的手术效果对术中或术后两种因素的依赖性是不同的，但小梁切除术的术式特性决定着术后管理成为保障术后远期效果的重要措施。值得说明的是，术后管理从概念上不同于一般的术后护理。小梁切除术的术后护理也是需要的，如果术后成功主要取决于表层巩膜瓣制作和深层组织块切除的完成等术中因素，常规的术后护理即可满足所需，但遗憾的是，术后过程中房水新通路内纤维增值和瘢痕愈合等问题几乎不可避免，单纯的术后护理无法解决，需要专门的、针对性的治疗措施。因此，小梁切除术的术后管理简直就是手术本身的二期继续。

小梁切除术的手术目的不仅要术中建立，而且要在术后维持一条房水引流的新通道，从手术方法看，术中巩膜瓣的切开和深层角膜巩膜（小梁）组织的切除在于建立新通道，丝裂霉素的应用在于维持新通道；从术后创伤修复过程看，"小梁切口"不会愈合，但表层巩膜瓣的切口及其邻近筋膜和结膜的剪开和分离（其实属于不意而无奈的损伤）不仅会愈合，而且是瘢痕愈合，甚至可能完全阻塞这条新通路。活体组织的创伤修复属于天性，富含血管时，修复反应更加严重并且无可避免。

小梁切除术却反其道而行之，"术后切口"不希望完全愈合，术中借助丝裂霉素等抗增殖药物的联合应用也意在于此，但表层巩膜瓣口、筋膜乃至整个结膜下组织的纤维增值和瘢痕愈合难以控制，迄今仍是导致手术失败的首要因素。尤其在伴有高危因素的难治性青光眼中，术后修复过程更加长期化和复杂化。实际上，小梁切除术的远期成功须经过"术中打开"和"术后维护"两个阶段才能完成，从所涉及的解剖结构及其病理生理学特点来看，在现有技术条件下，这条新通道的术中"打开"并不难，难的是术后"维持"。长期维护所需要的功夫更多地在于术后，某种意义上说手术成功取决于"三分术中七分术后"，所谓"强化术后管理（intensified post-operative care）"的概念已经提出，并且对照研究表明，采用强化术后管理措施可以获得更高的远期成功率，甚至绝对成功率可以增加 1 倍。所以，良好的术后管理不仅不可或缺，而且至关重要。

42. 小梁切除术术后长期随访非常必要

小梁切除术对青光眼的治疗不是一刀两断的事情，术后长期随访也是必然的。所谓术后管理，尤指术后 3 个月的密切观察期，其间具体内容和措施归结起来主要包括下述几个方面：一个中心、两个基本点、3 项处理措施。

（1）术后 3 个月密切观察期

这一观察期和期内各个复查时间点的安排主要基于两个方面的考虑：一是术后组织创伤修复期的一般病理学过程，二是小梁切除术的特性。病理学过程中三期反应互有交叉，早期的渗出止于 3 ～ 5 天，至中期的增殖，大部分完成时需 2 ～ 4 周，晚期的塑形过程早已开始于 4 周前并一直持续至数月后，瘢痕渐趋成熟。

小梁切除术的特性决定着术后观察要点不在于如同其他手术中的"切口的愈合"，而在于纤维增殖和塑形对于房水新通路滤过功能的影响。

临床上，术后组织塑形的持续时间远远长于 4 周，同时也顾及患者复查的尽可能的方便性，除术后第 1 天必查外，在 3 个月密切观察期内复查时间点的安排上，前 1 个月内间隔以 1 周为宜，便于及时了解和处理有关情况，后 2 个月内如果无特别情况间隔可延长至 2 周或 4 周。此外，整个观察期内应当及时教会患者眼水点药和适时教会眼球按摩的正确方法并强调其重要性。

（2）关于"一个中心、两个基本点"

①一个中心指的是眼压，不过此时术后早期的眼压与临床上术后中远期要求的所谓"目标眼压"有所不同。术后早期、特别是最初几天的渗出期内，眼压无须强调趋于正常低界水平。一是

短期内眼压降幅不宜过大，偏低反而易于诱发眼内血管渗出反应和脉络膜脱离，术前眼压较高的患者尤其如此；二是术中可拆除缝线以保障巩膜瓣口水密的条件下，眼压水平在20mmHg上下是适宜的，即使眼压偏高，眼球按摩即可解决，及至术后渗出期基本过去5天时巩膜瓣可拆除缝线拆除后，目标眼压方才成为术后管理的中心。②两个基本点指的一是前房、二是滤泡，二者以眼压为中心、分别居于房水引流新通路的上游或下游，形成术后管理的一条中轴思路。

前房深度维持如常是术后早期的主要要求。在当前的技术条件下，小梁切除术以前常有的术中和术后早期的诸多并发症现已很少发生，但术后早期浅前房仍不时可见，其原因之一曾是滤过道的超滤过，为此，术中可拆除缝线技术应运而生，现在多因睫状体和脉络膜的脱离或水肿，不过与浅前房相比，二者应区分有互为因果关系的两种情况：浅前房可引起脉络膜脱离，反之亦是。此外，浅前房可引起角膜内皮损害、滤泡形成不良等相关并发症，其处理有时仍很棘手，闭角型青光眼术后尤其如此。总之，前房深度维持如常是术后早期的主要要求。

滤泡是术后管理持续关注的重点对象。术后过程中，除早期渗出阶段外，整个观察期乃至以后相当长的随访期内，术后滤泡表观形态的优劣提示着房水滤过功能的优劣，中期的纤维增殖和晚期的瘢痕塑形固然难免，但塑形过程结束后，我们不愿意新通道愈合得"滴水不漏"。从术后新通路的房水动力学看，前房房水经过深层角膜巩膜组织切口和表层巩膜瓣切口引流至结膜下形成滤泡，滤泡于是作为"第二前房"，其形成和功能与新通路引流的两个阻力部位有关：一是前阻力部位，即表层巩膜瓣口使房水从眼内向眼外滤泡流出受阻；二是后阻力部位，即滤泡基底和内壁使已经流出眼外的房水从泡内向泡外远端结膜下扩散受阻。因此，对滤泡的良好管理依赖于对滤泡形态学和与其相关的整个滤过道病理生理学的透彻理解和准确把握，其中最重要的是，如何及时和正确地识别和判断滤泡形态类型及其形成机制以及其与眼压间的关系。

（3）三项处理措施

三项处理措施包括糖皮质激素应用、眼球按摩和抗增殖药物或联合针拨技术（bleb needling revision）的应用。

①糖皮质激素滴眼液是眼科手术后常用的少数几种滴眼液之一，也是美国眼科临床指南（Preferred Practice Patterns，PPP）中小梁切除术后除术后观察外推荐使用的唯一药物。其他手术后，除非合并慢性、免疫性或顽固性炎症等少见情况，大多主要用于抑制术后反应，如仅针对术后早期的渗出，用药1～2周即可停用，但小梁切除术后应用的目的和方法有所不同，用药目的不仅为抑制术后早期的渗出，而且为抑制中期的增殖和调节晚期的塑形，方法上随之不仅剂量大而且时间长，术后从次日至一周内滴眼2小时/次或8次/日，此后，根据每次复查时滤泡充血和血管反应逐渐调整药量，用药可持续至2～3个月。其间，最

初 2 周内，还须注意术中预置的可拆除缝线术后适时拆除，早者 3 天或 5 天、晚者 2 周或更久以后，应视眼压高度、前房深度、滤泡隆起度和眼球按摩后前述三个有关指标改变的难易度而定，一般指征是，只要前房深度形成如常、滤泡隆起度较小和充血较重或按摩需要力度较大，即予拆除。

②眼球按摩是小梁切除术后特有的一项术后管理措施，是促进和保持术后新通路滤过功能的一个重要手段。术后早期，除非复查时由医生视情况需要给予一次，患者大多于术后 1～2 周结膜缝线或巩膜瓣可拆除缝线拆除后即可开始日常的自行按摩，从此时起，确保患者（必要时其家属）学会按摩方法以保障按摩效果。不同患者间按摩持续做到何时相差甚大，原则上应是"只要有效果就坚持做"，所谓效果即按摩后比按摩前滤过泡形态有改观。不同观察阶段中，应当强调患者注意的是，术后早期把眼药点好，此后把按摩做好，而一旦眼球按摩开始，按摩的重要性甚至大于点药。

③抗增殖药物的应用也是小梁切除术后一项具有特殊性的术后管理措施。术中抗增殖药物应用日益普遍，但一次应用的长期作用毕竟有限。术后及时补充对抑制房水新通路的瘢痕形成和巩固滤过功能有很大帮助，滤过泡表观形态不良和眼压水平趋高或按摩效果不佳尤为其使用指征，并且往往需要多次重复使用。现在往往联合滤泡针拨技术，所谓滤泡针拨并非简单的滤泡穿刺，而是滤泡基底部和（或）巩膜瓣瓣口处增殖组织拨开，必要时，

巩膜瓣永久缝线的拨断（替代激光断线术），乃至整个表层巩膜瓣的拨起。抗增殖药物与针拨技术的联合应用是术后管理中一项简便而重要的措施，不仅对功能滤泡有良好的维护作用，而且对术后出现的垂败滤泡（failing bleb）和早期失败滤泡（early failed bleb）也有良好的挽救效果。

综上所述，小梁切除术的远期效果取决于两个阶段：手术本身做得好是必要条件，术后管理做得好是充分条件，二者不可缺一。临床医师对手术本身的重视和操作技巧的掌握，同时对术后管理的重视和处理措施的掌握有待加强，只有二者并驾齐驱，手术的长期成功率才能有望进一步提高。

参考文献

1. Marquardt D, Lieb WE, Grehn F. Intensified postoperative care versus conventional follow-up: a retrospective long-term analysis of 177 trabeculectomies. Graefes Arch Clin Exp Ophthalmol, 2004, 242 (2): 106-113.

2. Grehn F.Surgery of primary open angle glaucoma.Klinische Monatsbltter Für Augenheilkunde, 2008, 225 (1): 30-38.

3. 任泽钦，乔荣华. 针拨联合 5 氟尿嘧啶结膜下注射治疗功能不良滤过泡的临床观察. 中华眼科杂志, 2005, 41 (12): 1082-1085.

4. Lama PJ, Fechtner RD. Antifibrotics and wound healing in glaucoma surgery. Surv Ophthalmol, 2003, 48 (3): 314-346.

（任泽钦）

青光眼与中枢损伤

对于青光眼这一全球范围内最重要的不可逆性的致盲眼病，一直以来，被普遍认可和接受的病理学改变为视网膜神经节细胞（retinal ganglion cell，RGC）的特异性和进行性凋亡。随着对视觉科学探索的深入及眼科与其他交叉学科的发展，我们对于青光眼的认识有了许多新的突破与发现。

经典的视觉通路（简称视路）是一个由视网膜、外侧膝状体（lateral geniculate nucleus，LGN）及视皮层神经元相互连接构成的复杂网络，同级及各级神经元之间通过突触联系和周围胶质细胞进行着密切的信息和物质传递。有研究表明，神经元的损伤或功能异常可能通过输入信号的减少或神经营养因子的运输障碍等因素而引起与之存在突触联系的其他神经元发生退行性损伤，称为跨突触变性（transsynaptic degeneration）。对于青光眼这一传统观点所认为的眼科疾病，是否通过同样的机制引起中枢上位神经元的损伤还不清楚。对青光眼上位视觉中枢神经元损伤及其相关因素的研究不仅有利于我们更深入和全面地了解青光眼神经损伤的表现与机制，同时，秉持整体观念，关注整个视路神经元的保护和功能的调节也可能为青光眼的治疗带来新突破。通过整理文献和专家讨论，针对"青光眼中枢损伤"这一论题，临床专家们达成以下共识。

43. 青光眼性损伤累及全视路

随着研究的深入和神经影像学的发展，越来越多的证据显示青光眼的神经损害不仅局限于视网膜，同时还累及视神经、视交叉、视束、外侧膝状体、视放射及枕叶视皮层在内的整个视路。

动物实验表明，在啮齿类和灵长类青光眼动物模型中，持续的高眼压不仅可以导致 RGCs 的丢失，还可以引起接受损伤眼纤维投射的 LGN 相应层面的神经元发生萎缩和丢失，表现为细胞横截面积的减小及细胞密度的下降。同时，LGN 各层神经元的树突缩短、变粗，结构紊乱，树突的复杂性和树突野的范围显著降低，在相同区域还观察到弥漫的胶质细胞增生反应。接受损伤眼视觉信息输入的 LGN 层面和视皮层眼优势柱细胞色素氧化酶活性、胆碱水平及其他代谢物质的含量下降，与突触可塑性相关的蛋白，如生长锥相关蛋白 43（GAP43）的表达和分布发生明显改变。中枢神经元、胶质细胞及蛋白表达改变的同时伴随视觉系统功能的改变。在猫的急性高眼压模型中利用细胞外记录的方法对 LGN 神经元在不同刺激条件下的反应进行研究，发现不同类型的 LGN 细胞及感受野不同组分的反应在眼内压升高后都明显下降，眼内压升高对 X 细胞、Y 细胞，中心和周边机制及细胞的 Peak 和 Count 发放反应产生不同影响。应用正电子发射断层显像（PET）的方法发现，单眼高眼压的猴子损伤眼接受刺激时视皮层的神经反应性明显降低。

44. 人类青光眼患者研究

Gupta 等对一例青光眼患者的大脑标本进行了病理学研究，发现该患者 LGN 和视皮层的厚度较正常人明显变薄，神经元横截面积变小，表现出与正常长梭形不同的小球形形态。利用磁共振（MRI）的方法对临床青光眼患者进行的在体研究结果显示，同年龄匹配的正常对照相比，青光眼患者双侧的 LGN 高度显著降低，体积明显减小，LGN 的改变与患者的杯盘比及视网膜神经纤维层厚度之间存在着密切的相关关系。弥散张量磁共振成像（diffusion tensor-MRI，DT-MRI）发现青光眼患者的视神经、视束和视放射的平均弥散度（mean diffusivity，MD）较正常对照显著增高，而分数各向异性（fractional anisotropy，FA）则明显降低，这些改变与青光眼的疾病分期、视网膜神经纤维层厚度、视盘结构参数之间存在线性相关关系，提示青光眼患者视神经、视束及视放射内神经元轴突的正常结构及走行发生与疾病严重程度相一致的破坏。

45. 青光眼的上位神经元损伤与 RGC 损伤具有时间上的一致性

有证据显示，LGN 神经元的损伤可能与 RGC 的凋亡在时间上具有同步性，甚至更早发生。大鼠急性、一过性眼压升高后的第 3 天可以同时观察到大量 RGC 的丢失及明显的 LGN 和上丘神经元的萎缩。Crish 等人在啮齿类动物的自发青光眼模型中发现视路损伤最早的表现是 RGC 轴突远端顺行性轴浆运输障碍，即 LGN 接受 RGC 投射区域的物质和信息交流异常。这一改变出现于 RGC 的轴突和突触前结构变性之前，由远端向近端发展，最终累及视网膜。研究者们据此大胆推断，青光眼的起始损伤部位可能是大脑，而非视网膜。

另一方面，利用功能磁共振（functional magnetic resonance imaging，fMRI）对临床青光眼患者进行观察发现，具有正常的黄斑区视网膜神经纤维层厚度及"正常"中心 5°视野的原发性开角型青光眼患者，其与中心视野相对应的视皮层神经元对视觉刺激的反应下降，提示青光眼患者视皮层神经元的损伤可能早于视网膜。

46. 青光眼性中枢损伤同时累及形觉与非形觉通路

人眼除了通过"光感受器细胞——视网膜神经节细胞——外侧膝状体——视皮层"的通路完成对视觉信息的传递与加工（形

觉通路，image-forming visual pathway）外，同时还存在视网膜神经节细胞—视交叉上核的通路，参与与昼夜节律有关的非形觉信息传递（非形觉通路，non-image-forming visual pathway）。

光敏感的视网膜神经节细胞（photosensitive retinal ganglion cells，ipRGCs）在后一过程中起重要作用。在小鼠的急性高眼压动物模型中可以同时发现普通视网膜神经节细胞及光敏感视网膜神经节细胞的大量丢失。Chiquet 等在小鼠青光眼模型中发现，眼压升高不仅可以引起视网膜及上丘神经元的损伤，同时可以导致视交叉上核神经元的改变。这一结果在最近对人类青光眼患者的研究中得到了进一步的证实：同正常对照组相比，双眼进展期的青光眼患者黑视素分泌的对光反应性明显下降，昼夜节律发生紊乱。原发性开角型和闭角型青光眼患者睡眠障碍的发生率明显高于正常对照。这些研究结果提示青光眼上位神经元的损伤同时累及形觉与非形觉通路。

47. 青光眼上位神经元的损伤同时伴有大脑皮层结构和功能的重塑

新研究利用 MRI 对青光眼患者和正常人大脑不同区域的灰质体积进行了对比分析，发现青光眼患者双侧舌回、距状回、中央后回、额上回、额下回、右侧楔叶、右侧枕下回、左侧中央旁小叶和右侧缘上回的灰质体积较正常对照组受试者显著减小，而双侧颞中回、顶下回、角回及左侧顶上回、楔前叶、枕中回的灰质体积则显著大于正常对照。

另一研究小组利用基于体素的形态学分析对青光眼患者全脑的灰质密度进行了研究，发现早期青光眼患者并没有发生大脑灰质密度的变化，而在进展期—晚期的青光眼患者中，双侧初级视皮层（BA17区和BA18区）、双侧旁中央小叶（BA5区）、右侧中央前回（BA6区）、右侧额中回（BA9区）、右侧颞下回（BA20区）、右侧角回（BA39区）、左侧楔前叶（BA7区）、左侧颞中回（BA21区）及颞上回（BA22区）的灰质密度较正常人明显降低，同时，BA39区的灰质密度则显著升高。这些结果提示，青光眼患者的中枢神经元损伤不仅累及视皮层，同时还引起了大脑皮层结构和功能的重塑。

48. 青光眼与大脑血流改变

既往认为视网膜神经节细胞的进行性丢失是青光眼的特征性病理改变。随着研究的深入，我们对青光眼的认识发生了很大转变。除了视网膜和视神经，后段视路和大脑视觉中枢的在青光眼中的改变，如神经元退行性改变、胶质细胞增生性反应、视皮层的结构和功能重塑等获得越来越广泛的关注。中枢神经系统的血管内皮细胞、周细胞、星形胶质细胞以及神经元末梢形成一个特殊的功能单位，称为神经血管偶联。神经元的活动可以通过神经血管偶联引起局部血流的增加。反之，神经元损伤后也可以通过神经血管单位影响局部血管的收缩与舒张。视路的血液供应主要来自颈内动脉系统和椎基底动脉系统。视交叉后视路的很大一部分都处于由大脑前、中、后动脉终末支所构成的"分水岭"区，血管之间缺少交通支，对缺血性损伤非常易感。青光眼患者可能因大脑小血管异常而继发中枢的神经元损伤。虽然自 20 世纪 70 年代就已经开始出现青光眼大脑血流相关研究，但目前对于这一领域的认识还十分有限。

近来的研究表明，青光眼患者同时伴有大脑的缺血性改变，在正常眼压性青光眼（normal tension glaucoma, NTG）患者中相当一部分人存在大脑白质的病变（white matter lesions, WMLs）、腔隙性梗死及阿尔滋海默征样的灌注异常，这部分患者视野缺损的进展速度要明显高于那些未发现灌注异常的患者。同时研究发现动脉硬化性脑血管缺血性疾病是发生青光眼性视盘改变及正常眼压性青光眼的可能危险因素。脑部 MRI 存在缺血性病灶的 NTG 患者的视野损害通常较较单纯 NTG 患者更为严重。这些证据都提示大脑血管的异常可能参与了青光眼性神经损伤的发生和进展。

除了上述弥漫性的中枢血管改变，青光眼患者还存在视路特异性的血流动力学异常。大脑中动脉 (MCA) 和大脑后动脉 (PCA) 是供应视交叉后视路的主要血管，这两条动脉的异常可能在视路损伤中起到直接和重要的作用。Harris 等人发现与正常健康者相比青光眼患者 MCA 的平均和收缩期峰值血流速度均显著降低，MCA 的平均流速与患者视网膜电图 (ERG) 的幅值、对比敏感度、视野缺损程度以及 logMAR 视力存在相关关系。同时，与正常人呼吸高氧含量的气体时所表现出来的 MCA 平均和收缩期峰值流速明显降低的反应不同，青光眼患者的 MCA 表现出对高氧的无反应性，提示血管自身调节能力降低。我们的团队利用经颅多普勒技术对 40 ～ 60 岁、无全身系统性疾病的原发性开角型青光眼患者的视路主要供应血管大脑中动脉（MCA）和大脑后动脉 (PCA) 的血流动力学进行了研究，结果显示，POAG 患者在静息状态下双侧 PCA 和 MCA 的各项血流动力学参数与正常对照无显著差异。POAG 患者残留的中心视野接受阈值上光刺激以及黑白翻转棋盘格刺激后双侧 PCA 的血流速度增加的百分比（MV%max）皆低于正常对照组，而深快呼吸引起的双侧 PCA 血流速度降低的百分比则与正常对照组无明显差异。由于 POAG 患者双侧的 PCA 在静息状态以及系统性刺激条件下其血流动力学参数以及血管反应性皆与正常对照无显著差异，而只在视觉刺激任务中表现出较正常对照明显降低的 MV%max，因此我们推断 POAG 患者的 PCA 可能并不存在器质性的病变，只是发生了对视觉刺激的血管反应性的功能性下降。TCD 测定的是 PCA 主干的血流参数，无法反应 PCA 在视皮层的血管分支及终末支的血流状态。我们进一步利用磁共振动脉自旋标记（ASL）的方法对 POAG 患者在静息以及视觉刺激状态下大脑血流灌注的情况进行了研究。结果显示静息状态下 POAG 患者全脑平均血流灌注水平与正常对照相比无显著差异，但枕叶视皮层距状裂处存在局限性的血流灌注降低区域，且这一区域同时存在皮层灰质密度的降低。提示青光眼大脑血流与神经元改变之间存在密切的相关关系。POAG 患者中心"正常"视野内给予黑白翻转棋盘格刺激发生双侧枕叶后极部血流灌注的显著增加，但其血流灌注增加的范围明显小于对照组。这些结果提示，青光眼存在广泛的视路神经元的损伤，同时伴随相应部位的血流灌注下降，后者可能是神经元损伤的结果，也可能是引起该区域神经元发生进一步的缺血性损伤的原因。局部的血管因素与神经元之间、视网膜与上位视觉中枢之间可能形成一个具有瀑布效应的损伤环路，引起青光眼患者视功能的进行性丧失。

对青光眼视觉中枢神经元损伤和血流灌注改变的研究不仅有利于我们更深入和全面的了解青光眼神经损伤的表现与机制，同时，秉持整体观念，关注整个视路神经元的保护和功能的调节也可能为青光眼的治疗带来新的突破。

参考文献

1. Dai H，Mu KT，Qi JP，et al. Assessment of lateral geniculate nucleus atrophy with 3T MR imaging and correlation with clinical stage of glaucoma. AJNR Am J Neuroradiol，2011，32（7）：1347-1353.

2. Hernowo AT，Boucard CC，Jansonius NM，et al. Automated morphometry of the visual pathway in primary open-angle glaucoma. Invest Ophthalmol Vis Sci，2011，52（5）：2758-2766.

3. Chen Z, Wang J, Lin F, et al. Correlation between lateral geniculate nucleus atrophy and damage to the optic disc in glaucoma. J Neuroradiol, 2013, 40 (4): 281-287.

4. Chen Z, Lin F, Wang J, et al. Diffusion tensor magnetic resonance imaging reveals visual pathway damage that correlates with clinical severity in glaucoma. Clin Exp Ophthalmol, 2013, 41 (1): 43-49.

5. El-Rafei A, Engelhorn T, Wärntges S, et al. Glaucoma classification based on visual pathway analysis using diffusion tensor imaging. Magn Reson Imaging, 2013, 31 (7): 1081-1091.

6. Chang ST, Xu J, Trinkaus K, et al. Optic nerve diffusion tensor imaging parameters and their correlation with optic disc topography and disease severity in adult glaucoma patients and controls. J Glaucoma, 2014, 23 (8): 513-520.

7. Murai H, Suzuki Y, Kiyosawa M, et al. Positive correlation between the degree of visual field defect and optic radiation damage in glaucoma patients. Jpn J Ophthalmol, 2013, 57 (3): 257-262.

8. Dai H, Yin D, Hu C, et al. Whole-brain voxel-based analysis of diffusion tensor MRI parameters in patients with primary open angle glaucoma and correlation with clinical glaucoma stage. Neuroradiology, 2013, 55 (2): 233-243.

9. Crish SD, Sappington RM, Inman DM, et al. Distal axonopathy with structural persistence in glaucomatous neurodegeneration. Proc Natl Acad Sci USA, 2010, 107 (11): 5196-5201.

10. Qing G, Zhang S, Wang B, et al. Functional MRI signal changes in primary

visual cortex corresponding to the central normal visual field of patients with primary open-angle glaucoma. Invest Ophthalmol Vis Sci, 2010, 51 (9) : 4627-4634.

11. Pérez-Rico C, de la Villa P, Arribas-Gómez I, et al. Evaluation of functional integrity of the retinohypothalamic tract in advanced glaucoma using multifocal electroretinography and light-induced melatonin suppression. Exp Eye Res, 2010, 91 (5): 578-583.

12. Wang H, Zhang Y, Ding J, et al. Changes in the circadian rhythm in patients with primary glaucoma. PLoS One, 2013, 8 (4) : e62841.

13. Chen WW, Wang N, Cai S, et al. Structural brain abnormalities in patients with primary open-angle glaucoma: a study with 3T MR imaging. Invest Ophthalmol Vis Sci, 2013, 54 (1) : 545-554.

14. Li C, Cai P, Shi L, et al. Voxel-based morphometry of the visual-related cortex in primary open angle glaucoma. Curr Eye Res, 2012, 37 (9) : 794-802.

15. Harris A, Zarfati D, Zalish M, et al. Reduced cerebrovascular blood flow velocities and vasoreactivity in open-angle glaucoma. Am J Ophthalmol, 2003, 135 (2): 144-147.

16. Harris A, Siesky B, Zarfati D, et al. Relationship of cerebral blood flow and central visual function in primary open-angle glaucoma. J Glaucoma, 2007, 16 (1) : 159-163.

17. Schoemann J, Engelhorn T, Waerntges S, et al. Cerebral microinfarcts in primary open-angle glaucoma correlated with DTI-derived integrity of optic radiation. Invest Ophthalmol Vis Sci, 2014, 55 (11) : 7241-7247.

18. Zhang S，Wang B，Xie Y，et al. Retinotopic Changes in the Gray Matter Volume and Cerebral Blood Flow in the Primary Visual Cortex of Patients With Primary Open-Angle Glaucoma. Invest Ophthalmol Vis Sci，2015，56（10）：6171-6178.

19. Zhang S，Xie Y，Yang J，et al. Reduced cerebrovascular reactivity in posterior cerebral arteries in patients with primary open-angle glaucoma. Ophthalmology，2013，120（12）：2501-2507.

（张绍丹　陈伟韦）

微创青光眼手术

微创青光眼手术（micro-invasive glaucoma surgery or minimally invasive glaucoma surgery，MIGS）是近年来青光眼发展的热点话题。多种MIGS已在欧洲和美国应用于临床实践。目前，在我国也有三种MIGS手术方式得以开展。根据MIGS的作用机制进行分类，可分为增加房水流出和减少房水生成两大类，增加房水流出的机制中又分为增加经小梁网途径的外引流、增加经脉络膜巩膜途径的外引流和建立经结膜下的新的外引流通道三种不同的机制（表6）。本章对微创青光眼手术做了简要和有选择地介绍。目前在中国，只有Schlemm's管成形术、小梁消融术、ECP和Ex-Press青光眼引流装置植入术被批准使用。MIGS因和传统的青光眼滤过性手术相比，手术操作相对简单、并发症较少，而成为青光眼手术未来的发展方向。当然，每种术式的安全性和有效性还有待更多的临床研究来确定。

表6 根据 MIGS 的作用机制分类

作用机制	产品名称	生产厂家	美国批准	欧洲批准	中国批准	途径
结膜下引流	XEN 凝胶支架	艾尔建	●	●		内路
	EX-PRESS	爱尔康	●	●	●	外路
	Micro Shunt	参天		●		外路
传统途径引流（Schelemm's 管引流）	小梁消融术（Trabectome）	Neo Medix	●	●	●	内路
	iTrack（GATT, ABiC）	Ellex	●	●	●	内路
	Kahook Dual Blade	New World Medical	●	●		内路
	TRAB 360	Sight Sciences	●	●		内路
	VISC0360	Sight Sciences	●	●		内路
	Hydrus	Ivantis		●		内路
	iStent	Glaukos	●			内路
	CyPass	受尔康	●			内路
脉络膜上腔引流	iStent	Glaukos		●		内路
	Gold Shunt	SOLX，Inc.		●		外路
	STARflo	iSTAR Medical		●		外路

注：按照作用机制不同，增加房水流出的 MIGS 分类，产品种类及相应的生成厂商，在不同市场的获批情况，以及手术路径。

49. 增加房水流出的 MIGS

（1）增加经小梁网途径的外引流（作用于 Schelemm's 管）

1）Schelemm's 管成形术

Schelemm's 管成形术（Canaloplasty）或经小管小梁切开

术（Transluminal Trabeculotomy），或翻译为小管成形术。手术需要一个直径 200 μm 的柔软的微型导管来完成，这一微导管前端为一个无创钝圆 250 μm 的头端引导（iTrack 250 A，iscience Interventional，Menlo Park，CA，US）（图 4），目前该设备已经获得批准在中国使用。

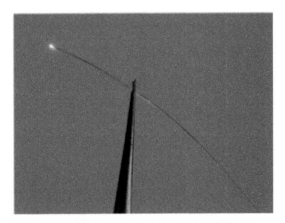

图 4　小管成形术的微导管（彩图见彩插 3）
注：小管成形术需要一个直径 200μm 的柔软的微型导管来完成，这一微导管前端为一个无创钝圆 250μm 的头端引导。

微导管有一内腔可以用于黏弹性物质的注射，黏弹性物质的推注通过一个精确的螺旋推注注射器完成。微导管内同时还有一根导光纤维，可以使微导管的头部发出红色的或闪烁的光，显示微导管在 Schlemm's 管内的位置。

手术分为经外路途径和在房角镜下操作的内路途径。经外路的手术需要先行结膜瓣、浅层巩膜瓣和深层巩膜瓣，将微导管置入到打开外壁的 Schlemm's 管内，并前行 360°，过程中微导管的头端照明，可以引导穿入的路径。当头端从入口处穿出后，将 9-0 的聚丙烯缝线系在微导管头端上，然后反向将微导管退出，每经过 2 个钟点就注射入一些黏弹性物质，当微导管完整退出后，缝线就留在了 Schlemm's 管内。将缝线系紧，这样就可以对 Schlemm's 管内壁产生一定的张力，而且这一张力将持久存在，或者牵拉微导管，完成 360°小梁切开。最后缝合巩膜瓣和结膜瓣。经内路途径的手术方式，又称作房角镜引导下的经小管小梁切开术（Gonioscopy-Assisted Transluminal Trabeculotomy，GATT）。该种术式，是在房角镜的直视下，先在小梁网上做一个微型水平切口，然后将微导管插入 Schlemm's 管内，穿行 360度，之后亦可完成注入黏弹性物质或全周小梁切开两种不同的操作（图 5）。

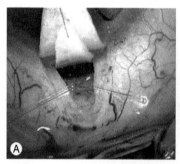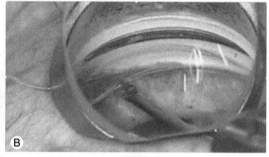

图 5　Schlemm's 管成形术手术中影像（彩图见彩插 4）
注：A：为经外路途径；B：为房角镜引导下的经内路的途径。

Schlemm's 管成形术和经小管小梁切开术，可用于开角型青光眼患者。Lewis 等人报道了一个多中心随访 3 年的 Schlemm's

管成形术的效果，研究包括 157 眼，术前眼压（23.8±5）mmHg、用药为（1.8±0.9）种，术后 3 年眼压为（15.2±3.5）mmHg、用药为（0.8±0.9）种，眼压降低 36.1%。在中国开角型青光眼患者进行 Schlemm's 管成形术的研究中，14 例（17 眼）随访 1 年，术前平均眼压为（21.95±6.99）mmHg、平均用药为（2.06±0.97）种；术后 1 个月、3 个月、6 个月、12 个月的平均眼压分别为（15.06±2.73）mmHg、（15.34±2.53）mmHg、（15.30±2.89）mmHg、（15.23±2.64）mmHg，术后 12 个月平均用药为（0.59±1.12）种。其主要并发症包括术中无法进入 Schlemm's 管、狄氏膜脱落（发生率为 1.6%～9.1%）和微导管进入 Schlemm's 管后不能正确地在管腔内行进等，Lewis 等人的研究中所有手术中能成功将微导管 360° 导入的病例占 84.76%，而未能进入 Schlemm's 管的微导管可能进入前房或睫状体脉络膜上腔。微导管穿通小梁网进入前房的病例中，由于黏弹性物质进入前房，可能会导致术后一过性的高眼压；微导管进入睫状体脉络膜上腔，可能会导致睫状体脱离而造成低眼压。

术后的并发症，包括最常见的前房积血（6.1%～70%）、角膜层间出血，还有造成白内障发展（12.7%）、一过性的眼压升高（1.6%～18.2%）及低眼压（不高于 0.6%）、浅前房的报道。GATT 技术被证明有很好的安全性和有效性，其手术效果与经外路途径的手术效果相似。Grover 等人报道了包括 85 例（85 眼）的随访结果，在术后 1 年时间，原发性开角型青光眼患者的眼压平均降低 11.1mmHg，药物减少使用 1.1 种，在继发性开角型青光眼的患者中，眼压平均降低 19.9mmHg，药物减少使用 1.9 种。198 例开角型青光眼患者在 GATT 术后随访 24 个月，POAG 患者眼压平均降低 9.2mmHg，药物减少使用 1.43 种，继发性开角型青光眼患者眼压平均降低 14.1mmHg，药物减少使用 2.0 种。手术的主要并发症为前房积血，术后 1 周有三分之一的患者有前房积血，但这种前房积血是短暂可吸收的，95% 的病例的前房积血在 1 个月内吸收，所有病例的前房积血在 3 个月内吸收。其他的并发症包括虹膜根部断离和出血性角膜后弹力层脱离。

2）小梁消融术

小梁消融术（Trabectome）（NeoMedix Corporation，Tustin，CA，US），是一种微创的经内路小梁切除术，由美国加州大学的 George Baerveldt 医生发明，2004 年获得美国 FDA 批准，2006 年 1 月正式在美国上市，2012 年底在中国上市。和传统的小梁切除术不同，该术式通过一个纤细的手柄尖端，用 550kHz 双电极，产生等离子体介导的消融作用，切除小梁网和 Schlemm's 管内壁，同时通过注吸系统吸出碎片，从而减少房水引流途径中的阻力，以达到降低眼压的目的。手术通过颞侧宽度为 1.8mm 透明角膜切口，在房角镜直视下，将手柄尖端移向鼻侧房角，消融并吸出小梁网组织，大约 90 ～ 120 度范围。手柄的工作通过脚踏控制。该术式可以同时联合白内障手术（图 6）。

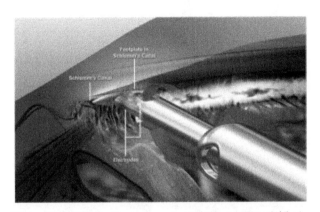

图6　小梁消融术（Trabectome）示意图（彩图见彩插5）

小梁消融术可以用于多种类型的开角型青光眼，甚至可以用于房角相对较窄的青光眼患者和滤过性手术失败的患者。对于不同人种的研究发现，术后1年降眼压幅度22%～47%不等。该术式的核心技术点为恰当消融小梁网组织，很多失败的病例是由于没有正确选择消融位置，造成了Schlemm's管及周围组织的损伤，从而引起愈合反应，使手术失败。患者的选择对小梁消融术的成功与否也是至关重要的。

不宜行小梁消融术治疗者包括房角结构不清、角膜水肿、全身使用抗凝剂的患者等。由于手术切开小梁网和Schlemm's管内壁，术后眼压不会低于上巩膜静脉压，因此，对上巩膜静脉压增高、目标眼压较低（＜15mmHg）的患者也不适用。手术相关的主要并发症为一过性的小梁网反流性出血，但这一现象也被认为是手术成功标志之一。其他严重并发症鲜有报道。该术式同时可以联合白内障手术，甚至玻璃体切割术。

3）经内路小梁切开术

Kahook Dual Blade（KDB，New World Medical，Inc.，Rancho Cucamonga，CA，US）是一种一次性使用的，可水平切开小梁网组织的刀。手术方式同样是在房角镜直视下，切开条状的小梁网组织（图7、图8）。

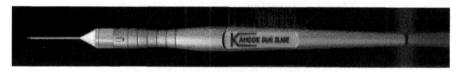

图7 Kahook Dual Blade 的外观（彩图见彩插6）

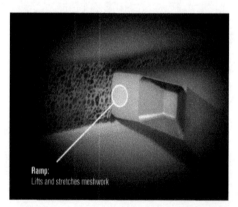

图8 Kabook Duab Blade 刀的前端设计（彩图见彩插7）

注：刀的前端斜面设计有利于抬高小梁网组织，以方便两侧的刀刃水平切除组织。

在一个包括 71 眼的病例系列报告中，平均眼压由术前的（17.4±5.2）mmHg 降到术后 6 个月的（12.8±2.6）mmHg，药物使用从术前的（1.6±1.3）种降至术后的（0.9±1.0）种。主要的并发症就是术中血液的反流（39.4%）。

4）iStent 植入术

iStent 是一种小梁网旁路引流支架（Glaukos Corporation，Laguna Hills，CA，US），2012 年获得美国 FDA 批准。它由肝素表面处理的钛材料制成（图 9），这一 L 型的支架长 1mm，高 0.33mm，有一 120μm 的通气管样结构留置在前房内，半开放的管样结构（足）留置于 Schlemm's 管内。支架有左侧引流和右侧引流两种选择，两种支架足的朝向为相反方向。支架是通过一个一次性使用的植入装置植入到 Schlemm's 管内，植入装置由不锈钢制成。支架可以直接连通前房和 Schlemm's 管，从而增加房水经正常生理途径的流出。

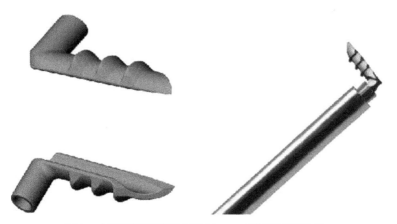

图 9　小梁网旁路引流支架 iStent（彩图见彩插 8）

iStent 植入技术最早由 Samuelson 等人和 Spiegel 等人报道。手术需要一个 1mm 的透明角膜切口，前房内注入黏弹性物质，在植入装置尖端的支架引导边缘的引导下，将支架植入经鼻侧小梁网植入到 Schlemm's 管内，最后将前房内的黏弹性物质清除。

iStent 植入联合白内障手术，目前被认为是治疗成年人轻中度开角型青光眼的方法，而单独植入 iStent（2 个支架）对于使用多种降眼压药物的患者可能有潜在的帮助。另外，在植入多个 iStent 支架的治疗效果是否更好的研究中，Belovay 等人在一个包括 53 例开角型青光眼患者的研究中发现，白内障手术联合植入 2 个（28 例）或 3 个（25 例）支架，术后眼压分别降低 20.2% 和 20.4%（无统计学差异），而术后降眼压药物减少在 2 个支架组为 64%，在 3 个支架组为 85%，且术后 12 个月时停止使用药物的比例，在 2 个支架组为 46%，而在 3 个支架组为 72%。iStent 植入技术所产生的角膜水肿、炎症反应、角膜上皮缺损、一过性眼压升高、黄斑水肿和后囊混浊等不良事件的发生率，与单纯行白内障手术组无统计学差异。

5）Hydrus 植入术

Hydrus 微支架（Ivantis Inc., Irvine, CA, US）是一种 Schlemm's 管支架（图 10）。Hydrus 微支架已获得 CE 认证，目前正在美国进行临床试验。器件为 8mm 长的弧形器件，弧形符合 Schlemm's 管的弧度。器件由镍钛诺（一种镍钛合金）制成，具有良好的弹性和生物相容性，器件可以将房水直接引流入 Schlemm's 管内，同时扩张 3～4 个钟点长度的 Schlemm's 管，它最大可将 Schlemm's 管扩至正常 Schlemm's 管横截面积的 4～5 倍。

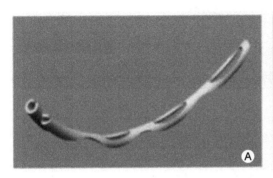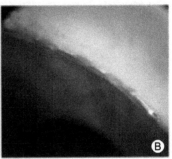

图 10　Hydrus 微支架（彩图见彩插 9）

　　手术植入方式为应用一个手动的推注系统，在房角镜的直视下，经内路把支架经小梁网植入到 Schlemm's 管内。当套管穿通小梁网后，微支架就可以顺利地沿着 Schlemm's 管的弧度植入，有 1mm 的尾端留在前房内。尾端可以起到连通前房和 Schlemm's 管的作用，而 Schlemm's 管内的微支架则起到了永久的管道扩张的作用。

　　在一项比较 Hydrus 和植入 2 个 iStent 对于房水流出率影响的研究中，Hays 等人发现，Hydrus 组的房水流出率增加（73%）高于 2 个 iStent 组的房水流出率增加（34%）。在一项随机对照研究中，Pfeiffer 等人比较了进行 Hydrus 植入联合白内障手术（治疗组）和单独接受白内障手术（对照组）的共 100 例轻到中度 POAG 患者（100 眼）术后随访 2 年的情况。术后 24 个月，治疗组眼压 [（16.9±3.3）mmHg] 明显低于对照组 [（19.2±4.7）mmHg]，平均药物使用量治疗组 [（0.5±1.0）种] 也明显低于对照组 [（1.0±1.0）种]。Hydrus 植入手术在研究中显示出很好的安全性，未发生植入物移位，治疗组 50 例中有 2 例出现短暂眼压升高（比基础眼压升高超过 10mmHg）；有 9 例出现植入部位附近，小于 1 个钟点位的周边前粘连，但前粘连并未影响眼压和药物的使用。

（2）增加脉络膜巩膜途径的外引流

目前增加脉络膜巩膜途径外引流的手术方式有：Gold Shunt（GMSplus+；SOLX Ltd.，Waltham，MA，US）、Polypropylene Shunt（Aquashunt；OPKO Health，Miami，FL，US）、CyPass micro-shunt（Alcon Laboratories，Inc.，US）、iStent Supra（Glaukos Corporation，Laguna Hills，CA，USA）、STARflo（iSTAR Medical，Isnes，Belgium）（图 11）。

它们的共同点是引流装置放置于前房和睫状体脉络膜上腔之间，从而增加脉络膜巩膜途径的房水流出。其中，gold shunt 由 24k 医用级（99.95%）纯金制成，其植入需要经外路打开球结膜并行全层巩膜瓣后，将器件放置于前房和脉络膜上腔间；polypropylene shunt 由聚丙烯材料制成，同样需要通过打开结膜巩膜经外路植入；CyPass 为聚酰亚胺材料制成，通过透明角膜在房角镜或一种特殊的房角探针的辅助经内路植入；iStent Supra 由高分子聚合物制成，可通过内路植入；STARflo 由硅树脂微孔材料制成，经外路植入。

Gold shunt 的临床研究中，无论对于晚期青光眼还是难治性青光眼，都显示了较好的降眼压效果，前者为术后 1 年眼压降

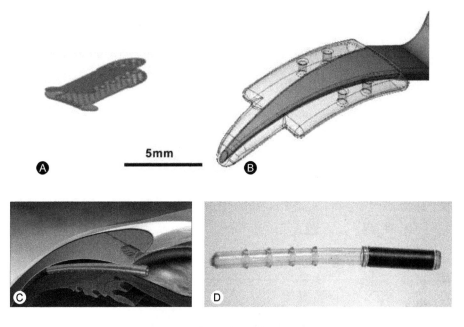

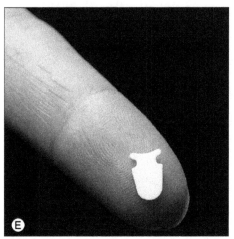

图 11　增加脉络膜途径引流的植入装置（彩图见彩插 10）

注：A：gold shunt（GMSplus+；SOLX Ltd.，Waltham，MA，US）；B：polypropylene shunt（Aquashunt；OPKO Health，Miami，FL，US）；C：CyPass micro-shunt（Transcend Medical，Menlo Park，CA，US）；D：iStent Supra（Glaukos Corporation，Laguna Hills，CA，USA）；E：STARflo（iSTAR Medical，Isnes，Belgium）。

低 32.6%，后者为术后 2 年眼压由术前的（27.6±6.9）mmHg 降至（13.7±2.98）mmHg。失败的主要原因为增殖膜的形成。在 CyPass 的临床研究中，联合白内障手术随访 2 年时，在术前眼压控制不理想的组中，眼压可以降低 37%。Garcia-Feijoo 等人在欧洲开展的一项多中心的临床研究中发现 CyPass 植入可以在超过 80% 的患者中有效降低眼压，随访 1 年平均眼压降低 32%，药物使用降低 30%。STARflo 的临床研究显示，随访 1 年眼压可以从 37 mmHg 降至 14.3mmHg。

（3）建立新的外引流通道（经结膜下）

1）XEN45 凝胶支架

XEN45 凝胶支架（Allergan，Dublin，Ireland）由柔软的猪胶原蛋白来源的白明胶制成，与戊二醛交联，形成稳定的亲水性的圆筒状植入物（图 12）。植入物长 6mm，管腔内径 45μm。其植入方式为使用一种带有针头的推注装置，通过透明角膜微小切口经内路植入到从前房到结膜下的位置，植入物 3mm 在巩膜层间，2mm 在结膜下巩膜外，1mm 在前房内。

Widder 等人报道的一项包括 261 眼开角型青光眼的研究中，平均随访 8.5 个月，平均眼压从术前的 24.3mmHg 降至 16.8mmHg，平均用药从 2.6 种降至 0.2 种。在另一项包括 39 例（39 眼）开角型青光眼随访 1 年的研究中，平均眼压从术前的（24.9±7.8）mmHg 降至（14.5±3.4）mmHg，平均用药从 3 种降至 0.7 种，需要针拨滤过泡的病例占总病例数的 51.3%，植入

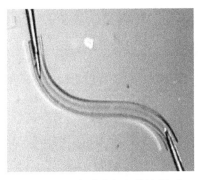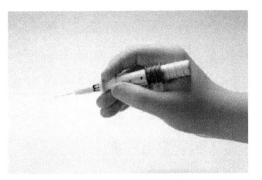

图 12 XEN 凝胶支架和推注器（Allergan, Dublin, Ireland）（彩图见彩插 11）

物被虹膜组织阻塞者 3 例（7.7%），前房积血 1 例，低眼压（术后第 1 天眼压低于 5mmHg）8 例，但除 1 例外均在 4 周内自发缓解。在一项只包括 65 例难治性青光眼患者的研究中，随访 12 个月，75.4% 的病例眼压比基础眼压超过 20%，平均眼压降低 9.1mmHg，所用药物从术前的 3.5 种减少至 1.7 种，无术中并发症，术后主要不良事件有短暂视力下降和短暂低眼压。

2）InnFocusMicroshunt

InnFocusMicroShunt（InnFocus, Inc., Miami, Florida, US）为一个柔软的细管样引流植入物，其腰部有一鳍样结构（图 13），管身外径为 350μm、内径为 70μm。植入物由生物相容性好的聚合物 poly（styrene-block-isobutylene-block-styrene, SIBS）制成，这种材料为美国 FDA 批准的可以长期植入的医用材料，曾作为一种药物涂层心脏支架的涂层材料。

其植入方式需要打开球结膜，可联合使用丝裂霉素，在角膜缘后 3mm 左右先行一个一半巩膜厚度的 1mm×1mm 大小的巩膜袋样结构，用 25G 针头从袋的位置穿刺进入前房，再将植入物沿着针道植入前房，最后缝合球结膜。

在一项 87 例原发性开角型青光眼患者参与的随访 1 年的临床研究中，23 例术中使用 0.4mg/ml 的丝裂霉素作用于巩膜表面，1 年时眼压降低 55%[从术前的（23.8±5.3）mmHg 降到术后的（10.7±2.8）mmHg]，局部用药减少 85%[从（2.4±0.9）种减少到（0.3±0.8）种]；31 例患者使用 0.2mg/ml 的丝裂霉素作用于巩膜表面，1 年时眼压降低 52%[从术前的（27.9±6.7）mmHg 降到术后的（13.3±3.3）mmHg）]，局部用药减少 88% [从（2.5±1.4）种减少到（0.5±1.0）种]；33 例患者使用 0.4mg/ml 的丝裂霉素作用于深层巩膜袋内，术后 1 年眼压降低 38%[从术前的（25.4±7.9）mmHg 降到术后的（15.7±4.6）mmHg]，用药减少 72%[从术前的（2.9±1.0）种减少到术后的（0.8±1.3）种]。没有影响视功能的远期不良事件发生。

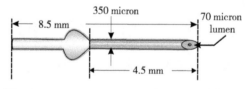

图 13 InnFocusMicroShunt 示意（彩图见彩插 12）

50. 减少房水生成的 MIGS

经内路睫状体光凝术（endoscopic cyclophotocoagulation,

ECP），是一种睫状体破坏性手术，于 1992 年由 Martin Uram 发明。它为一个激光内窥镜设备，导光纤维包括 3 个主要组成部分：图像引导、光源和 810-nm 半导体二极管激光。这一技术可以在内窥镜下直视睫状体，从而可以准确地将激光能量传递到睫状突，减少了激光能量对于睫状体和周围组织的损伤。

手术操作的入路有两种选择：角膜缘、睫状体平坦部。一般情况下，联合白内障手术时选择透明角膜或巩膜隧道切口；在假晶状体眼或无晶状体眼，可以直接选择经睫状体平坦部入路，这一途径对于睫状突的观察角度更好，但是如果有玻璃体眼，需要先行前部玻璃体切割术。由于光导纤维的头端有 18 ～ 20gauge 等不同的大小，切口的长度至少要达到 1.5 ～ 2.2mm。通常需要激光能量为 100 ～ 300 mW 可以看到明显的组织反应。治疗范围至少为 270°，Kahook 等人报道通过两个切口的 360° 的治疗要优于一个切口的部分的治疗。

ECP 现已广泛用于不同类型的难治性青光眼，也有报道应用于联合白内障手术中。Chen 等人报道，ECP 可以有效降低那些滤过性手术失败或透巩膜睫状体光凝术失败的难治性青光眼患者的眼压。一项包括 5842 眼、随访 5.2 年的研究报道，ECP 的主要并发症包括 14.5% 的术后短期眼压升高、24.5% 的白内障发展、3.8% 的前房积血、0.36% 的脉络膜脱离、0.7% 的囊样黄斑水肿、1.03% 的大于 2 行的视力下降、0.2% 的视网膜脱离、0.09% 的脉络膜出血、0.12% 的低眼压和 0.12% 的最终无光感。严重的并发症都出现在新声血管性青光眼患者，无慢性炎症反应或眼内炎的报道。

参考文献

1. 吴慧娟. 微创青光眼手术的新时代. 中国眼耳鼻喉科杂志，2016，16（3）：149-155.

2. Lewis RA，von Wolff K，Tetz M，et al.Canaloplasty：Three year results of circumferential viscodilation and tensioning of Schlemm's canal using a microcatheter to treat of open-angle glaucoma.J Cataract Refract Surg，2011，37（4）：682-690.

3. 王怀洲，曹奕雯，赵博文.Schlemm 管成形术治疗成年人开角型青光眼手术效果一年随访. 眼科，2014，23（1）：22-25.

4. Shingleton B，Tetz M，Korber N. Circumferential viscodilation and tensioning of Schlemm canal（canaloplasty）with temporal clear corneal phacoemulsification cataract surgery for open-angle glaucoma and visually significant cataract: one-year results. J Cataract Refract Surg，2008，34（3）：433-440.

5. Lewis RA，von Wolff K，Tetz M，et al. Canaloplasty：circumferential viscodilation and tensioning of Schlemm's canal using a flexible microcatheter for the treatment of open-angle glaucoma in adults：two-year interim clinical study results.J Cataract Refract Surg，2009，35（5）：814-824.

6. Grieshaber MC，Fraenkl S，Schoetzau A，et al. Circumferential viscocanalostomy and suture canal distension（canaloplasty）for Whites with open-angle glaucoma. J Glaucoma，2011，20：298-302.

7. Fujita K，Kitagawa K，Ueta Y，et al. Short-term results of canaloplasty surgery for primary open-angle glaucoma in Japanese patients.Case Rep Ophthalmol，2011，2：65-68.

8. Gismondi M，Brusini P. Intracorneal hematoma after canaloplasty in glaucoma. Cornea，2011，30（6）：718-719.

9. Grover DS，Godfrey DG，Smith O，et al.Gonioscopy-assisted transluminal trabeculotomy，ab internotrabeculotomy:technique report and preliminary results. Ophthalmology，2014，121（4）：855-861.

10. Grover DS，Smith O，Fellman RL，et al.Gonioscopy-assisted transluminal trabeculotomy：an ab interno circumferential trabeculotomy：24 months follow-up.J Glaucoma，2018，27（5）：393-401.

11. Bussel II，Kaplowitz K，Schuman JS，et al. Outcomes of ab interno trabeculectomy with the trabectome by degree of angle opening. Br J Ophthalmol，2015，99（7）：914-919.

12. Bussel II，Kaplowitz K，Schuman JS，et al. Outcomes of ab interno trabeculectomy with the trabectome after failed trabeculectomy. Br J Ophthalmol，2015，99（2）：258-262.

13. Minckler D，Mosaed S，Dustin L，et al.Trabectome（trabeculectomy—internal approach）：additional experience and extended follow-up. Trans Am OphthalmolSoc，2008，106：149.

14. Mosaed S. Ab interno trabeculotomy with the trabectome surgical device.Tech Ophthalmol，2007，5：63-66.

15. Maeda M, Watanabe M, Ichikawa K. Evaluation of trabectome in open-angle glaucoma. J Glaucoma, 2013, 22 (3): 205-208.

16. 黄萍，王怀洲，吴慧娟，等 . 小梁消融术疗效和安全性的临床观察 . 中华眼科杂志，2015, 51 (2): 115-119.

17. 吴慧娟，侯宪如，梁勇，等 . 小梁消融术治疗开角型青光眼的长期随访观察 . 中国实用眼科杂志，2016, 34 (12): 1323-1327.

18. Vold SD. Ab interno trabeculotomy with the trabectome system: what does the data tell us? International Ophthalmology Clinics, 2011, 51 (3): 65-81.

19. Luebke J, Boehringer D, Neuburger M, et al.Refractive and visual outcomes after combined cataract and trabectome surgery: a report on the possible influences of combining cataract and trabectome surgery on refractive and visual outcomes.Graefes Arch Clin Exp Ophthalmol, 2015, 253 (3): 419-423.

20. Toussaint B, Petersen MR, Sisk RA, et al. Long-term results of combined ab interno trabeculotomy (trabectome) and small-gauge pars plana vitrectomy.Retina, 2016, 36 (6): 1076-1080.

21. Greenwood MD, Seibold LK, Radcliffe NM, et al.Goniotomy with a single-use dual blade: short-term results.J Cataract Refract Surg, 2017, 43 (9): 1197-1201.

22. Samuelson TW, Katz LJ, Wells JM, et al. Randomized evaluation of the trabecular micro-bypass stent with phacoemulsification in patients with glaucoma and cataract. Ophthalmology, 2011, 118 (3): 459-467.

23. Spiegel D, Wetzel W, Neuhann T, et al. Coexistent primary open-angle glaucoma and cataract: interim analysis of a trabecular micro-bypass stent and

concurrent cataract surgery.Eur J Ophthalmol，2009，19（3）：393-399.

24. Spiegel D，Garcia-Sanchez Lamielle H. Coexistent primary open-angle glaucoma and cataract：preliminary analysis of treatment by cataract surgery and the iStent trabecular micro-bypass stent. Adv Ther，2008，25（5）：453-464.

25. Wellik SR，Dale EA. A review of the iStent（®）trabecular micro-bypass stent：safety and efficacy.Clin Ophthalmol，2015，9：677-684.

26. Ahmed II，Katz LJ，Chang DF，et al.Prospective evaluation of microinvasive glaucoma surgery with trabecular microbypass stents and prostaglandin in open-angle glaucoma.J Cataract Refract Surg，2014，40（8）：1295-1300.

27. Fea AM.Phacoemulsification versus phacoemulsification with micro-bypass stent implantation in primary open-angle glaucoma：randomized double-masked clinical trial. J Cataract Refract Surg，2010，36（3）：407-412.

28. Fernández-Barrientos Y，García-Feijoó J，Martínez-de-la-Casa JM. Fluorophotometric study of the effect of the glaukos trabecular microbypass stent on aqueous humor dynamics. Invest Ophthalmol Vis Sci，2010，51（7）：3327-3332.

29. Craven ER，Katz LJ，Wells JM. Cataract surgery with trabecular micro-bypass stent implantation in patients with mild-to-moderate open-angle glaucoma and cataract：two-year follow-up. J Cataract Refract Surg，2012，38（8）：1339-1345.

30. Belovay GW，Naqi A，Chan BJet al. Using multiple trabecular micro-bypass stents in cataract patients to treat open-angle glaucoma. J Cataract Refract Surg，2012，38（11）：1911-1917.

31. Mansouri K，Shaarawy T. Update on Schlemm's canal based procedures. Middle

East Afr J Ophthalmol, 2015, 22 (1)：38-44.

32. Hays CL, Gulati V, Fan S, et al. Improvement in outflow facility by two novel microinvasive glaucoma surgery implants.Invest Ophthalmol Vis Sci,2014,55(3): 1893-1900.

33. Pfeiffer N, Garcia-Feijoo J, Martinez-de-la-Casa JM, et al.A randomized trial of a schlemm's canal microstent with phacoemulsification for reducing intraocular pressure in open-angle glaucoma.Ophthalmology, 2015, 122 (7)：1283-1293.

34. Kammer JA, Mundy KM. Suprachoroidal devices in glaucoma surgery. Middle East Afr J Ophthalmol, 2015, 22 (1)：45-52.

35. Melamed S, Ben-Simon GJ, Goldenfeld M, et al. Efficacy and safety of gold micro shunt implantation to the supraciliary space in patients with glaucoma：a pilot study. Arch Ophthalmol, 2009, 127 (3)：264-269.

36. Figus M, Lazzeri S, Fogagnolo P, et al. Supraciliary shunt in refractory glaucoma.Br J Ophthalmol, 2011, 95 (11)：1537-1541.

37. Höh H, Grisanti S, Grisanti S, et al. Two-year clinical experience with the CyPass micro-stent：safety and surgical outcomes of a novel supraciliary micro-stent. KlinMonbl Augenheilkd, 2014, 231 (4)：377-381.

38. García-Feijoo J, Rau M, Grisanti S, et al.Supraciliary micro-stent implantation for open-angle glaucoma failing topical therapy：1-year results of a multicenter study.Am J Ophthalmol, 2015, 159 (6)：1075-1081.

39. Pourjavan S, Collignon N, De Groot V. STARflo glaucoma implant：12 month clinical results. Acta Ophthalmol (Cph), 2013, 91 (Suppl)：252.

40. Widder RA, Dietlein TS, Dinslage S, et al.The XEN45 Gel Stent as a minimally invasive procedure in glaucoma surgery: success rates, risk profile, and rates of re-surgery after 261 surgeries.Graefes Arch Clin Exp Ophthalmol,2018,256(4): 765-771.

41. Tan SZ, Walkden A, Au L.One-year result of XEN45 implant for glaucoma: efficacy, safety, and postoperative management.Eye (Lond), 2018, 32 (2): 324-332.

42. Grover DS, Flynn WJ, Bashford KP, et al.Performance and safety of a new ab interno gelatin stent in refractory glaucoma at 12 months.Am J Ophthalmol, 2017, 183: 25-36.

43. Riss I, Batlle J, Pinchuk L, et al. One-year results on the safety and efficacy of the InnFocus MicroShunt ™ depending on placement and concentration of mitomycin C. J Fr Ophtalmol, 2015, 38 (9): 855-860.

44. Uram M. Endoscopic cyclophotocoagulation in glaucoma management. CurrOpinOphthalmol, 1995, 6 (2): 19-29.

45. Kahook MY, Lathrop KL, Noecker RJ. One-site versus two-site endoscopic cyclophotocoagulation. J Glaucoma, 2007, 16 (6): 527-530.

46. Lin S.Perspective:endoscopic cyclophotocoagulation. Br J Ophthalmol, 2002, 86: 1434-1438.

47. Uram M. Combined phacoemulsification, endoscopic ciliary process photocoagulation, and intraocular lens implantation in glaucoma management. Ophthalmic Surg, 1995, 26 (4): 346-352.

中
国
医
学
临
床
百
家

48. Berke SJ, Cohen AJ, Sturm RT, et al. Endoscopic cyclophotocoagulation (ECP) and phacoemulsification in the treatment of medically controlled primary open-angle glaucoma.J Glaucoma, 2000, 9 (1): 2000.

49. Chen J, Cohn RA, Lin SC, et al. Endoscopic photocoagulation of the ciliary body for treatment of refractory glaucomas. Am J Ophthalmol, 1997, 124 (6): 787-796.

（吴慧娟）

出版者后记

Postscript

　　科学技术文献出版社自 1973 年成立即开始出版医学图书，40 余年来，医学图书的内容和出版形式都发生了很大变化，这些无一不与医学的发展和进步相关。《中国医学临床百家》从 2016 年策划至今，感谢 600 余位权威专家对每本书、每个细节的精雕细琢，现已出版作品近百种。2018 年，丛书全面展开学科总主编制，由各个学科权威专家指导本学科相关出版工作，我们以饱满的热情迎来了《中国医学临床百家》丛书各个分卷的诞生，也期待着《中国医学临床百家》丛书的出版工作更加科学与规范。

　　近几年，中国的临床医学有了很大的发展，在国际医学领域也开始崭露头角。以北京天坛医院牵头的 CHANCE 研究成果改写美国脑血管病二级预防指南为标志，中国一批临床专家的科研成果正在走向世界。但是，这些权威临床专家的科研成果多数首先发表在国外期刊上，之后才在国内期刊、会议中展现。如果出版专著，又为多人合著，专家个人的观点和成果精华被稀释。为改变这种零落的展现方式，作为科技部所属的唯一一家出版机构，我们有责任为中国的临床医生提供一个系统展示临床研究成果的舞台。为此，我们策划出版了这套高端医学专著——《中国医学临床百家》丛书。

"百家"既指临床各学科的权威专家，也取百家争鸣之义。

丛书中每一本书阐述一种疾病的最新研究成果及专家观点，按年度持续出版，强调医学知识的权威性和时效性，以期细致、连续、全面展示我国临床医学的发展历程。与其他医学专著相比，本丛书具有出版周期短、持续性强、主题突出、内容精练、阅读体验佳等特点。在图书出版的同时，同步通过万方数据库等互联网平台进入全国的医院，让各级临床医师和医学科研人员通过数据库检索到专家观点，并能迅速在临床实践中得以应用。

在与作者沟通过程中，他们对丛书出版的高度认可给了我们坚定的信心。北京协和医院邱贵兴院士说"这个项目是出版界的创新……项目持续开展下去，对促进中国临床学科的发展能起到很大作用"。中国人民解放军第二军医大学孙颖浩校长表示"我鼓励我国的泌尿外科医生把自己的创新成果和宝贵的经验传播给国内同行，我期待本丛书的出版"；北京大学第一医院霍勇教授认为"百家丛书很有意义"。我们感谢这么多临床专家积极参与本丛书的写作，他们在深夜里的奋笔，感动着我们，鼓舞着我们，这是对本丛书的巨大支持，也是对我们出版工作的肯定，我们由衷地感谢作者的支持与付出！

在传统媒体与新兴媒体相融合的今天，打造好这套在互联网时代出版与传播的高端医学专著，为临床科研成果的快速转化服务，为中国临床医学的创新及临床医师诊疗水平的提升服务，我们一直在努力！

科学技术文献出版社

2018 年春

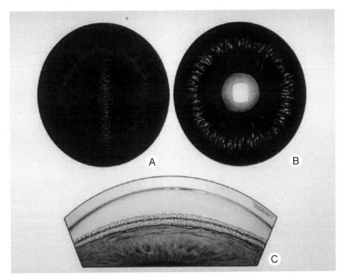

彩插 1　色素播散综合征模拟图（见正文第 102 页）

注：A：角膜后垂直梭形色素颗粒沉积（Krukenberg spindle）；B：中周部轮辐状虹膜透照缺损；C：均与一致性小梁网色素颗粒沉积。

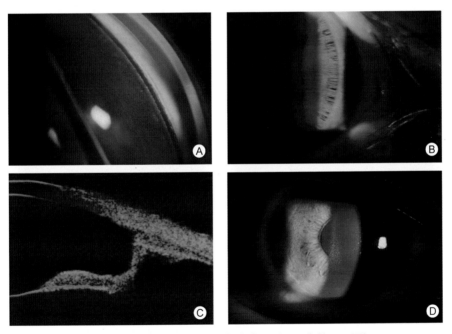

彩插 2　色素播散综合征患者临床表现（见正文第 103 页）

注：A：UBM 图显示患者虹膜后凹明显，并与晶状体悬韧带和前表面接触；B：中国患者角膜后垂直梭形色素颗粒沉积；C：中国色素播散综合征患者小梁网色素颗粒沉积图；D：晶状体悬韧带色素颗粒沉积情况。

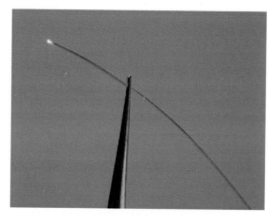

彩插 3　小管成形术的微导管（见正文第 147 页）

注：小管成形术需要一个直径 200 μm 的柔软的微型导管来完成，这一微导管前端为一个无创钝圆 250 μm 的头端引导。

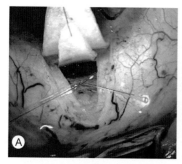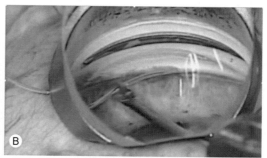

彩插 4　Schlemm's 管成形术手术中影像（见正文第 148 页）

注：A：为经外路途径；B：为房角镜引导下的经内路的途径。

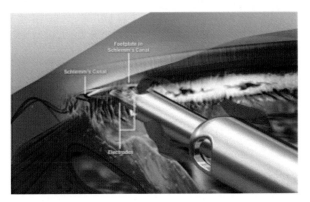

彩插 5　小梁消融术（Trabectome）示意图（见正文第 151 页）

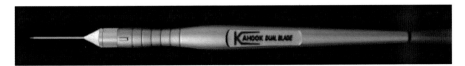

彩插 6　Kahook Dual Blade 的外观（见正文第 152 页）

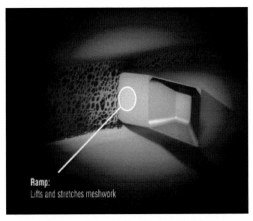

彩插 7　Kabook Duab Blade 刀的前端设计（见正文第 152 页）

注：刀的前端斜面设计有利于抬高小梁网组织，以方便两侧的刀刃水平切除组织。

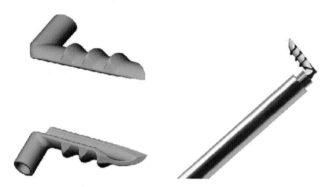

彩插 8　小梁网旁路引流支架 iStent（见正文第 153 页）

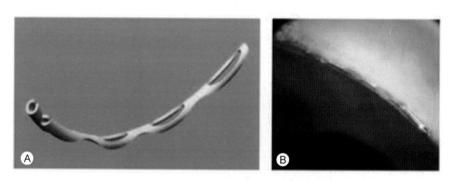

彩插 9　Hydrus 微支架（见正文第 155 页）

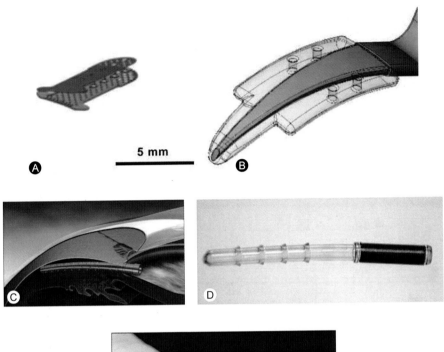

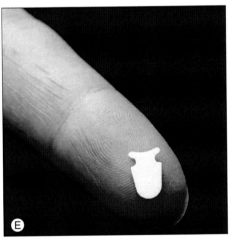

彩插 10 增加脉络膜途径引流的植入装置（见正文第 157 页）

注：A：gold shunt（GMSplus+；SOLX Ltd., Waltham, MA, US）；B：polypropylene shunt（Aquashunt；OPKO Health, Miami, FL, US）；C：CyPass micro-shunt（Transcend Medical, Menlo Park, CA, US）；D：iStent Supra（Glaukos Corporation, Laguna Hills, CA, USA）；E：STARflo（iSTAR Medical, Isnes, Belgium）。

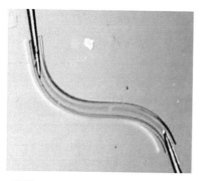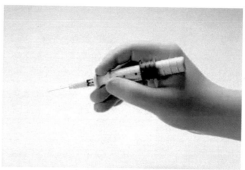

彩插11　XEN凝胶支架和推注器（Allergan, Dublin, Ireland）（见正文第159页）

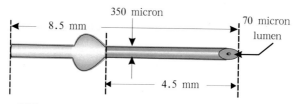

彩插12　InnFocusMicroShunt示意（见正文第160页）